上 海 市 老 年 教 育 普 及 教 材

上海市学习型社会建设与终身教育促进委员会办公室

老年人膳食原则和
常见营养问题（下）

科 学 出 版 社

北 京

本书编写组

主　　编：何蓉蓉

丛书策划

朱丘桢　杜道灿

前　言

　　根据上海市老年教育"十二五规划"提出的实施"个、十、百、千、万"发展计划中"编写100本老年教育教材,丰富老年学习资源,建设一批适合老年学习者需求的教材和课程"的要求,在上海市学习型社会建设与终身教育促进委员会办公室、上海市老年教育工作小组办公室和上海市教委终身教育处的指导下,由上海市老年教育教材研发中心会同有关老年教育单位和专家共同研发的"上海市老年教育普及教材",共100本正式出版了。

　　此次出版"上海市老年教育普及教材"的宗旨是编写一批能体现上海水平的、具有一定规范性及示范性的老年教材;建设一批可供老年学校选用的教学资源;完成一批满足老年人不同层次需求的、适合老年人学习的、为老年人服务的快乐学习读本。

　　"上海市老年教育普及教材"的定位主要是面向街(镇)及以下老年学校,适当兼顾市、区老年大学的教学需求,力求普及与提高相结合,以普及为主;通用性与专门化相兼顾,以通用性为主。编写市级普及教材主要用于改善街镇、居村委老年学校缺少适宜教材的实际状况。

　　"上海市老年教育普及教材"在内容和体例上尽力根据老年人学习的特点进行编排,在知识内容融炼的前提下,强调基础、实用、前沿；语言简明扼要、通俗易懂，使老年学员看得懂、学得会、用得上。教材分为三个大类：做身心健康的老年人；做幸福和谐的老年人；做时尚能干的老年人。每个大类包涵若干教材系列，如"老年人万一系列"、"中医与养生系列"、"孙辈亲子系列"、"老年人心灵手巧系列"、"老年人玩转信息技术系列"等。

"上海市老年教育普及教材"在表现形式上，充分利用现代信息技术和多媒体教学手段，倡导多元化教与学的方式，创新"纸质书、电子书、计算机网上课堂和无线终端移动课堂"四位一体的老年教育资源。在已经开通的"上海老年教育"App上，老年人可以免费下载所有教材的电子版，免费浏览所有多媒体课件；上海老年教育官方微信公众号"指尖上的老年学习"也已正式运营，并将在2015年年底推出"老年微学课堂"，届时我们的老年朋友可以在微信上"看书"、"听书"、"学课件"。

"上海市老年教育普及教材"编写工作还处于起步阶段，希望各级老年学校、老年学员和广大读者提出宝贵意见。

上海市老年教育普及教材编写委员会
2015年6月

目 录
Mulu

第三章　老年人常见营养问题——营养素缺乏

第四章　老年人常见营养问题——营养过剩

拓展学习

第一章 老年人的膳食措施

 简明学习

　　平衡膳食指的是合理选择和搭配食物,使营养需要与膳食供给之间保持平衡状态,热能及各种营养素满足人体生长发育、生理及体力活动的需要,且各种营养素之间保持适宜比例的膳食。平衡膳食的基本要求包括:食物多样化,满足机体所需要的各种营养素;合理搭配,各种营养素之间的比例合适;合理的加工烹饪方法;建立合理的膳食制度和良好的饮食习惯。

　　平衡膳食、合理营养是老年人健康饮食的核心,老年人自身的代谢特点和生理特点决定了其膳食结构和膳食方式与中青年时期的不同,老年人膳食措施包括:食物多样化,不宜盲目节食;蛋白质供给要充足,以豆制品取代部分动物蛋白质;粗细搭配,提高膳食纤维的摄入量;每天保证摄入足够的微量营养素;饮食清淡少盐,少吃辛辣食物;合理安排一日三餐,少食多餐,适当加餐;白天多补充水分;适当补充某些营养素;采用适宜老年人的烹饪方法,主食可加入蔬菜一起烹调。

平衡膳食的基本概念

何谓平衡膳食？平衡膳食指的是合理选择和搭配食物,使营养需要与膳食供给之间保持平衡状态,热能及各种营养素满足人体生长发育、生理及体力活动的需要,且各种营养素之间保持适宜比例的膳食,也就是说对任何一种营养素的摄入量,不能过多也不能过少,既要避免发生因某些营养素摄入不足导致的营养素缺乏症,又要避免因某些营养素摄入过量而导致的营养过剩。平衡膳食的基本要求如下。

➤ 食物多样化,满足机体所需要的各种营养素

目前已确定的人体必需营养素有42种,缺一不可,而自然界没有一种天然食物能满足老年人所需的全部营养素,因此,膳食必须由多种食物组成。每天的膳食中需包括功能营养素,即蛋白质、脂肪及糖类;非功能营养素,即维生素、矿物质、微量元素及膳食纤维。

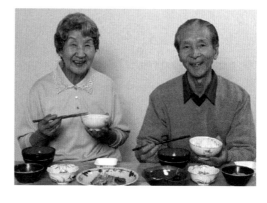

➤ 合理搭配,各种营养素之间的比例合适

在老年人每日的饮食中不仅要摄入充足的各类营养素,还需合理搭配各类食品,注意各种营养素间的比例合适,保证三大功能营养素供能比例的平衡,饱和脂肪酸与不饱和脂肪酸之间的平衡、钙磷平衡、维生素 B_1 和维生素 B_2 及烟酸与能量消耗之间的平衡、食物蛋白质中

必需氨基酸含量比例与人体需要的平衡、动物性食物与植物性食物的平衡等。

> ➢ 合理的加工烹饪方法

不合理的加工烹饪方法会导致营养素的流失,甚至产生危害人体健康的物质,对机体造成损害。合理的加工烹饪方法不仅能最大限度地保持食物最佳的营养状态,易于消化吸收,而且可提高食物的色香味等感官状态,增加老年人的食欲,满足获取充足的营养素的需求。

> ➢ 建立合理的膳食制度和良好的饮食习惯

平衡膳食要求老年人应定时定量进餐,可一日三餐,也可根据个人身体状况实行一日多餐、少食多餐。老年人选用少食多餐时要注意加餐不加量,同时需注意要不偏食、不挑食、不暴饮暴食,使摄入的食物能充分消化吸收和利用。

老年人的膳食措施

平衡膳食、合理营养是老年人健康饮食的核心,人类为了维持生命与健康,必须每天从食物中获取人体所必需的各种营养物质。老年人需根据自身的代谢特点和生理特点制订适合自身的膳食结构和膳食方式,采取适宜的膳食措施。

> ➢ 食物多样化,不宜盲目节食

老年人饮食要保持营养均衡,不可以有所偏废,不宜挑食,更不可盲目节食。食物的种类应该多样化,但要适当限制总能量的摄入,

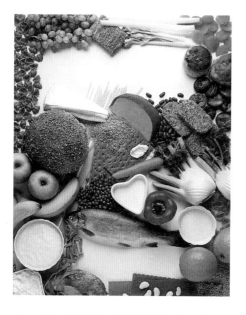

限制油脂和甜食的摄入量。荤素要搭配，粗粮细粮要搭配，主食和副食要搭配、干稀要搭配，不同餐次之间、几日之间、一周内的饭菜也要搭配。五谷杂粮、畜禽蛋乳、水、蔬菜、干鲜食品、鱼贝虾蟹，在没有特殊禁忌的情况下要合理安排进食。老年人摄取的油脂要以植物油为主，富含饱和脂肪酸的动物性油脂（猪油、牛油等）尽量少吃，少吃畜肉的肥肉部分，多吃鱼、禽、和畜肉的瘦肉部分，富含多不饱和脂肪酸的植物油（如玉米油、葵花籽油等）和富含单不饱和脂肪酸的植物油（如橄榄油等）轮换着吃，以保证各种脂肪酸的均衡摄入，膳食脂肪中饱和脂肪酸、单不饱和脂肪酸和多不饱和脂肪酸的比例以接近1：1：1为宜。老年人脂肪每日摄入总量不宜超过50克，其中胆固醇含量不宜多于300毫克，老年人每日脂肪供给量占总能量的20%～25%。甜点糕饼类的零食属于高脂肪食物，油脂含量很高，老年人应该少吃。另外，烹调食物时，要尽量避免采用油炸的方式。

➤ 蛋白质供给要充足，以豆制品取代部分动物蛋白质

随着年龄的增长，老年人体内蛋白质的分解代谢会逐步增加，合成代谢会逐步减少，对蛋白质的吸收和利用能力降低，但体内对蛋白质的消耗不会随着年龄的增长而减少，因而老年人需要比较丰富的蛋白质，然而由于老年人肝肾功能降低，蛋白质的质量比数量更为重要。一般老年人每人每日应供给蛋白质1.0～1.2克/千克体重，占总能量的12%～15%，其中有一半是优质蛋白质，蛋白质总量每日不宜少于60克。按照蛋白质的来源，人体摄取的蛋白质可分为动物蛋白和植

物蛋白,其中动物蛋白的主
要来源是禽、畜类的肉、蛋、
奶以及鱼、虾类的肉等,而
植物蛋白的来源主要是米
面类、豆类等,优质蛋白主
要包括动物性食品和豆类。
富含动物蛋白的食物含有
的胆固醇和饱和脂肪酸也

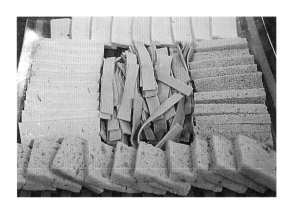

较多,老年人在摄取动物蛋白的同时,不可避免地会吸收较多胆固醇
和饱和脂肪酸,这对人体健康不利,而植物蛋白的胆固醇和饱和脂肪
酸的含量很少,若将其与动物蛋白混合吸收,就能提高其吸收利用率
和营养价值,老年人每天可在饮食中添加富含植物蛋白的豆制品取代
部分动物蛋白进行营养补充。但老年人膳食中的蛋白质也不宜过高,
过多的蛋白质,可加重老年人消化功能和肾脏功能的负担,如果进食
过多蛋类、动物内脏,又可增加体内胆固醇的含量,对健康不利。

➤ 粗细搭配,提高膳食纤维的摄入量

膳食纤维能增加食物在口腔中咀嚼的时间,刺激唾液和胃液分
泌,增加肠蠕动,起到预防老年性便秘的作用。膳食纤维还能改善肠
道菌群,使食物易被消化吸收。近年来的研究还发现,膳食纤维尤其

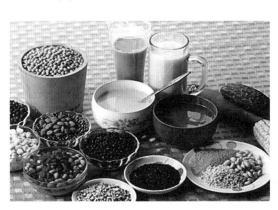

是可溶性纤维对血糖、血脂
代谢都起着改善作用,能降
低血糖、血脂,这些功能对
老年人尤为重要。随着年
龄的增长,非传染性慢性病
如心脑血管疾病、糖尿病、
癌症等发病率明显增加,膳
食纤维还有利于这些疾病

的预防。老年人多吃全谷类粗粮，尽量选择糙米，多吃苹果、芹菜、黄瓜、莴苣、桃和杏子等蔬菜和水果，每周至少吃两次豆荚类食物，比如用大豆、蚕豆等代替肉类食品。

> ➤ 每天保证摄入足够的微量营养素

微量营养素不足与老年多发病有关，老年人由于摄取的食物的数量和总量减少，而且多采用易使食物软烂宜咀嚼的烹饪方式，使得微量营养素损失严重。因此，老年人要尽量多安排微量营养素丰富的食物，如富含钙的食物有虾皮、芝麻酱和乳制品等，新鲜蔬菜和水果含较多的无机盐和维生素C，胡萝卜、南瓜、杏子等含较多的 β 胡萝卜素，海带、

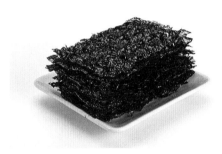

紫菜中碘、钾、铁的含量较多，对防治高血压、动脉硬化有益。经常食用花生、核桃、芝麻、海鱼、紫菜、贝类等，对预防血管硬化、预防血栓形成有益。

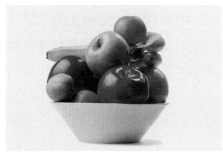

水果不仅味道鲜美，色泽诱人，而且还能补充人体所需要的多种维生素和糖分。此外，水果中还含有丰富的膳食纤维，不仅可以促进胃肠蠕动和消化腺分泌，还能有效地预防肠癌。因而，老年人每日适量地吃些水果是有益健康的。

> ➤ 饮食清淡少盐，少吃辛辣食物

味觉不敏感的老年人吃东西，通常会觉得没味道而在菜肴中加过多的食盐，某些老年人还喜食酱菜、腌肉、浓油赤酱的食物等，这就很

容易让体内摄取过量的钠,从而埋下高血压的隐患,对患有肾病等疾病的老年人要根据病情调整用盐量。在膳食中添加辛辣的成分,可以增强人的食欲,但老年人大量食用这类食物后,就很容易导致体内水分、电解质不平衡,进而出现口干舌燥、火气大、睡不好等症状,对身体健康的不利影响较大,故少吃为宜。

> ➤ **合理安排一日三餐,少食多餐,适当加餐**

老年人的一日三餐要有合理的饮食制度,餐次安排需得当,可采取"早上吃好、中午吃饱、晚上吃少"的原则,一般早餐、中餐、晚餐能量可按30%、40%、30%比例分配。早、晚饮食要温热、清淡、宜消化;午餐品种要搭配多样化、宜煮烂、营养均衡。老年人早餐应吃些含水分多的食物,如牛奶、豆浆等饮料,或吃一些容易消化的温热、柔软的食物,如面条、馄饨等。如果时间允许,最好能熬点粥,在粥中加些桂圆、百合、莲子、红枣、山药等保健食品。老年人早餐的合理时间应在7:30~9:00之间。老年人晚餐不能吃得太饱,晚餐中肉食的种类不宜过多,否则会额外增加消化系统的负担,晚餐后不要吃甜食。

一日三餐的饮食习惯能基本上保证人体每天生命活动所需的能量和营养,还符合人体消化系统的规律,减轻对肠胃等器官的负担。然而,对于部分老年人来说,由于咀嚼能力和吞咽能力的减弱,以及食欲的减小,加上进食时间拖得很长,日常三餐都不能定量,无法达到必需的食物需求。因此,为了每天摄取足够的热量和营养,营养学家和养生学家建议,老年人可采用少量多餐的方

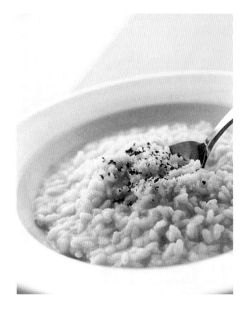

式进餐，也就是在三次主餐之间加餐，把每天的饮食分成五餐或者六餐进行，每次量不宜太多。老年人在应用少食多餐饮食原则的前提下，特别要注意主餐与加餐的区别。每天的日常三餐，也就是早餐、午餐、晚餐，都是主餐，老年人所需的大部分能量和营养主要是从主餐中摄取，而在主餐中无法获取的营养物质，或者还缺乏的能量，才依靠加餐摄入，千万不能将加餐当成主餐。

老年人还应忌暴饮暴食，老年人消化功能减退，解毒能力低下，血管弹性弱化，不少人动脉也产生了硬化现象，如果暴饮暴食的话，一是打破了饮食平衡，给肠胃加重负担，易引起消化不良；二是容易发生心绞痛或诱发心肌梗死，威胁生命。长期饮食过饱，大量血液长时间集中在胃肠系统中造成脑缺血，不仅使人思维迟钝，而且会使人常常感到困倦，甚至加速脑动脉硬化，引起老年痴呆症，所以老年人饮食不宜过饱。

> ➢ 白天多补充水分

由于老年人自身的生理特点，即使口渴对水分的要求也不同于青壮年时期，时常有体内缺水的危险。老年人白天多补充水分，主动喝水，不仅可以保证血流通畅，改善内脏各器官的血液循环，有助

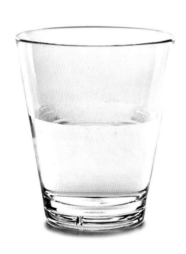

于胃肠及肝、肾的代谢，促进体内废物排出，还能提高机体防病抗病能力，减少某些疾病的发生，从而有效地延缓衰老进程。目前公认老年人每日水的摄入以30毫升/千克体重（包括进食水、菜汤及果汁等饮料）为宜，如果有大量出汗、腹泻、发热等情况下还得增加。老年人饮水方法要少量多饮，可以泡一些花草茶，但尽量不要放糖，要少喝含糖饮料，晚餐后要减少水分的补充，以免夜间排尿而

影响睡眠质量。

> ➤ 适当补充某些营养素

　　老年人由于机体代谢功能的减弱而影响某些必需营养素的摄入和吸收时,适当额外补充一些机体需要的营养素是很有必要的,但长期服用单一品种、高剂量的补充剂,尤其是脂溶性的维生素A、维生素D、维生素E等,就很容易造成营养富集而引发毒性。因此,需要额外补充营养素的老年人,可以服用复合维生素补剂,全面补充老年人特别需要的B族维生素、维生素C和维生素E,以及维持骨质的钙、增强免疫力的锌等营养物质。老年人在额外补充营养素时最好先向营养科医生咨询,根据全面体检情况综合分析后选择合适的营养补充剂,切不可盲目自行补充营养素。经过一段时间调节后,应去医院做检测,如果达标了,就要停止进补,防止营养过剩。在服用营养补充剂时老年人应特别注意的是,营养补充剂不能作为日常饮食替代品。

> ➤ 采用适宜老年人的烹饪方法,主食可加入蔬菜一起烹调

　　对于老年人来说好的烹饪方法是既能最大限度地保留食物中的营养素,又要有利于食物的消化吸收,并且有良好的食品感官性状,能刺激食欲。老年人的膳食宜嫩、软,容易咀嚼和消化,膳食加工原料要细、碎、薄,多采用炖、蒸、煮、焯、烩、熬、炒等方法,使食物软、烂、酥,少用煎炸、烘烤、腌制、熏渍等方式处理食物,一般应限制食用油腻食物。

　　米面类

　　大米淘洗次数不宜过多,不应用手多搓,不要用流水冲洗,以减少水溶性维生素和无机盐的损失,不宜先用水浸泡太长时间,淘洗后宜尽快加水煮饭,用温热水较好。大米用蒸煮的方式比较好,如吃捞饭,米汤不应丢弃,吃汤面、饺子或馄饨时,应吃原汤。加工时不要过精过

细,不可放碱。

蔬菜类

要吃新鲜蔬菜,不要把蔬菜晒干后再吃,蔬菜要先洗后切,切块要小一些,若要切成细丝或碎丁,要随切随吃。烧菜汤时一定要先把水烧开,然后倒入蔬菜,稍煮沸即可,用旺火短时间快炒菜比用小火长时间煮菜为好,菜炒好后就吃,不宜放置太久,以减少维生素C的损失。有些含植酸、草酸等有机酸较多的蔬菜可预先在沸水中氽一下。

考虑到老年人的咀嚼能力和吞咽能力较弱,可以将蔬菜加入到主食中一起烹调。一方面,采用这样的烹调方式,在保证营养素很少流失的前提下,可以充分融合两者所含的营养物质,有利于消化和吸收;另一方面,采用这种烹调方式做出来的食物,大多质地较软,不会对消化系统造成很大的负担,符合老年人健康的饮食方式。

互动学习

1. 判断题

（1）平衡膳食指的是合理选择和搭配食物,使营养需要与膳食供给之间保持平衡状态,热能及各种营养素满足人体生长发育、生理及体力活动的需要,且各种营养素之间保持适宜比例的膳食。

（　　）

（2）老年人的微量营养素应来源于食物,不能额外补充,以免造成中毒。

（　　）

（3）考虑到老年人的咀嚼能力和吞咽能力较弱,可以将蔬菜加入到主食中一起烹调。

（　　）

（4）老年人可采取少食多餐饮食,主餐和加餐的食谱设计应一样。

（　　）

（5）老年人应忌暴饮暴食,也不宜盲目节食。

（　　）

（6）老年人在额外补充营养素时要先向营养科医生咨询,根据全面体检情况综合分析后选择合适的营养补充剂。　　　　（　　　）

2. 单选题

（1）膳食脂肪中饱和脂肪酸、单不饱和脂肪酸和多不饱和脂肪酸的比例以（　　　）为宜。

    A. 1∶1∶1　　　　　　　　B. 1∶1∶2

    C. 1∶2∶1　　　　　　　　D. 1∶2∶2

（2）老年人不宜多吃的蔬菜是（　　　）。

    A. 芋头　　　　　　　　　B. 西葫芦

    C. 海带　　　　　　　　　D. 辣椒

（3）老年人一般一日三餐分配,能量的适宜分配比例为（　　　）。

    A. 早餐30%,午餐40%,晚餐30%

    B. 早餐20%,午餐50%,晚餐30%

    C. 早餐30%,午餐30%,晚餐40%

    D. 早餐20%,午餐40%,晚餐40%

3. 多选题

（1）下列说法正确的有（　　　）。

    A. 动物蛋白是优质蛋白,老年人膳食中动物蛋白占比越多越好

    B. 老年人膳食中老年人要尽量多安排微量营养素丰富的食物

    C. 老年人早餐的合理时间应在7∶30～9∶00之间

    D. 老年人饮水方法是少量多饮

（2）米面类适宜的烹饪方式有（　　　）。

    A. 不用流水冲洗　　　　　　B. 烹饪前先用水浸泡2小时

    C. 不可放碱　　　　　　　　D. 淘洗时用手多搓

（3）老年人应尽量少吃（　　　）。

    A. 谷物粗粮　　　　　　　　B. 甜点糕饼类

    C. 动物蛋白　　　　　　　　D. 动物性油脂

参考答案

1. 判断题：（1）√；（2）×；（3）√；（4）×；（5）√；
（6）√。

2. 单选题：（1）A；（2）D；（3）A。

3. 多选题：（1）BCD；（2）AC；（3）BD。

第二章 老年人营养食谱的编制方法

 简明学习

　　根据合理营养、平衡膳食的要求,老年人营养食谱设计时要按身体的需要,根据食物中各种营养物质的含量考虑食物中含有营养素的种类和数量,还需考虑食物合理的加工方法、烹饪过程中如何提高消化率和减少营养素的损失等问题,使人体摄入的蛋白质、脂肪、糖类、维生素和无机盐等几大营养素比例合理,即达到平衡膳食。设计老年人一天、一周或一个月的食谱时,各营养素之间的比例要适宜,膳食中能量来源及其在各餐中的分配比例要合理,要保证膳食蛋白质中优质蛋白占适宜的比例,要以植物油作为油脂的主要来源,同时还要保证糖类的摄入,各矿物质之间也要配比适当。要注意成酸性食物与成碱性食物、主食与副食、杂粮与精粮、荤与素等食物的平衡搭配。老年人营养食谱的编制方法常用的有计算法和食物交换份法。

　　计算法制定营养食谱的步骤是:

　　◇ 确定老年人全日能量供给量。

　　◇ 计算功能营养素全日应提供的能量。

　　◇ 计算三种功能营养素的每日需要量。

　　◇ 计算三种功能营养素每餐需要量。

　　◇ 确定主食与副食的品种和数量。

✧ 确定纯能量食物的量。

食物交换份法是将常用食物按其所含营养素量的近似值归类，计算出每类食物每份所含的营养素值和食物质量，然后将每类食物的内容列出表格供交换使用，最后，根据不同能量需要，按蛋白质、脂肪和糖类的合理分配比例，计算出各类食物的交换份数和实际重量，并按每份食物等值交换表选择食物。此法简单易行，较计算法易于被非专业人员掌握。

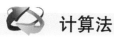 计算法

> 确定老年人全日能量供给量

老年人全日的总能量设计是以维持标准体重为原则。一日三餐的能量供给量可参照膳食营养素参考摄入量（DRI）中能量的推荐摄入量（RNI），根据老年人的劳动强度、年龄、性别等确定。根

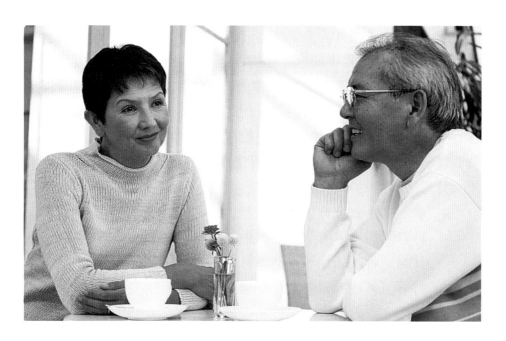

据老年人的体重情况,对能量供给进行适当调整,肥胖老人按每日每千克体重5千卡适当减少每日的能量,消瘦老人每日能量可适当增加。

老年人膳食能量参考摄入量(单位:千卡)

性别	60岁以上		70岁以上		80岁以上
	轻体力劳动	中等体力劳动	轻体力劳动	中等体力劳动	
男	1 900	2 200	1 900	2 100	1 900
女	1 800	2 000	1 800	1 900	1 700

注:1千卡＝4.184千焦。此表摘自《中国居民膳食营养素参考摄入量》(2000年10月)

> **计算功能营养素全日应提供的能量**

能量的主要来源为蛋白质、脂肪和糖类,为了维持人体健康,这三种功能营养素占总能量比例应当适宜,对于老年人来说,一般蛋白质占15%左右,脂肪占20%～25%,糖类占55%～65%。由此可求得三种功能营养素的一日能量供给量。如计算一名年龄60岁、中等体力活动、标准体重的健康老年女性每日能量供应量,若三种功能营养素占总能量的比例取中等值分别为蛋白质占15%、脂肪占25%、糖类占60%,则三种功能营养素各应提供的能量如下:

◇ 蛋白质:2 000千卡×15%＝300千卡。

◇ 脂肪:2 000千卡×25%＝500千卡。

◇ 糖类:2 000千卡×60%＝1 200千卡。

> **计算三种功能营养素的每日需要量**

将三种功能营养素的能量供给量折算为需要量,即具体的质量,这是确定食物品种和数量的重要依据。由于食物中的功能营养素不可能全部被消化吸收,且消化率也各不相同,消化吸收后,在体内也不一定完全彻底被氧化分解产生能量。因此,食物中功能营养素的供给量与质量间的换算关系为:1克糖类产生能量为4.0千卡,1克脂肪产生能量为9.0千卡,1克蛋白质产生能量为4.0千卡。如此,根据上一步的计算结果,便可求出该老年女性全日蛋白质、脂肪、糖类的需要量:

◇ 蛋白质: 300千卡÷4千卡/克＝75克。

◇ 脂肪: 500千卡÷9千卡/克＝55.6克。

◇ 糖类: 1 200 kcal÷4千卡/克＝300克。

➤ 计算三种功能营养素每餐需要量

按照老年人一般一日三餐进行分配,能量的适宜分配比例为:早餐占30%,午餐占40%,晚餐占30%。根据上一步的计算结果,该老年女性早、中、晚三餐各需摄入的三种功能营养素数量如下。

早餐

◇ 蛋白质: 75克×30%＝22.5克。

◇ 脂肪: 55.6克×30%＝16.7克。

◇ 糖类: 300克×30%＝90克。

午餐

◇ 蛋白质: 75克×40%＝30克。

◇ 脂肪: 55.6克×40%＝22.2克。

◇ 糖类: 300克×40%＝120克。

晚餐

◇ 蛋白质: 75克×30%＝22.5克。

◇ 脂肪: 55.6克×30%＝16.7克。

◇ 糖类: 300克×30%＝90克。

> **确定主食、副食的品种和数量**

已知三种功能营养素的需要量，根据食物成分表，就可以确定主食和副食的品种和数量了。

确定主食的品种、数量

由于谷薯类食物是糖类的主要来源，因此主食的品种、数量主要根据各类主食原料中糖类的含量来确定。上海老年人以大米为主食的居多。根据上一步的计算，该老年女性早餐中应含有糖类90克，若以粳米粥和甜烧饼为主食，并分别提供20%和80%的糖类，查食物成分表得知，每100克粳米粥含糖类9.8克，每100克甜烧饼含糖类62.7克，则：

◇ 所需粳米粥重量＝90克×20%÷（9.8克÷100克）＝184克。

◇ 所需甜烧饼重量＝90克×80%÷（62.7克÷100克）＝115克。

确定副食的品种、数量

在确定主食用量的基础上，副食的品种、数量是依据副食应提供的蛋白质质量来确定的，其中优质蛋白占50%以上。

计算步骤如下：

（1）计算主食中含有的蛋白质重量。

（2）用应摄入的蛋白质重量减去主食中蛋白质重量，即为副食应提供的蛋白质重量。

（3）设定副食中蛋白质由动物性食品和豆类食品供给，各占50%，据此可求出各自的蛋白质供给量。

（4）查食物成分表（可上网搜索）并计算各类动物性食物及豆制品的供给量。

（5）设计蔬菜和水果的品种和数量。

仍以上一步的计算结果为例，该老年女性午餐应含蛋白质30克、糖类120克。假设以粳米饭为主食,由食物成分表得知,每100克粳米饭含糖类为26克,含蛋白质2.6克,按上一步的方法,可算得粳米饭的需重量为462克,则:

♦ 主食中蛋白质含量=462克×(2.6克÷100克)=12克。

♦ 副食中蛋白质含量=30克-12克=18克。

根据步骤(3)的设定,则动物性食品和豆类食品中各含蛋白质9克。

若选择的动物性食品和豆类食品分别为猪肉(脊背肉)和豆腐干(香干),由食物成分表可知,每100克猪肉(脊背)中蛋白质含量为20.2克,每100克豆腐干(香干)的蛋白质含量为15.8克,则:

♦ 猪肉(脊背)重量=9克÷(20.2克÷100克)=45克。

♦ 豆腐干(香干)重量=9克÷(15.8克÷100克)=57克。

确定了动物性食品和豆类食品的重量,就可以保证蛋白质的摄入。最后可根据不同季节市场的蔬菜和水果的供应情况,并考虑与动物性食品和豆类食品配菜的需要来确定蔬菜和水果的品种和数量。

> **确定纯能量食物的量**

老年人油脂的摄入应以植物油为主,再辅以一定量的动物脂肪。因此,建议以植物油作为纯能量食物的来源。由食物成分表可知每日摄入各类食物提供的脂肪含量,将需要的脂肪总含量减去食物提供的脂肪量即为每日植物油供应量。

 食物交换份法

食物交换份法是将常用食物按其所含营养素量的近似值归类,计算出每类食物每份所含的营养素值和食物质量,然后将每类食物的内容列出表格供交换使用,最后,根据不同能量需要,按蛋白质、脂肪和糖类的合理分配比例,计算出各类食物的交换份数和实际重量,并按每份食物等值交换表选择食物。此法简单易行,较计算法易于被非专业人员掌握。

> **➤ 食物交换份法的食物分类**

目前一般将食品划分为4大组8小类,每类食品一个交换单位(份)的热量约为90千卡。每份同类食品的营养素相近,热量相近,但重量不同。老年人可根据具体营养需求,算出全日所需总热量和三大营养素的摄入量,再参照交换表选择自己喜欢和适宜的食品种类及份数,定出多样化的全日食谱。具体不同种类食物交换份、不同能量需求饮食的交换份见下文具体阐述。表中所有食物的重量指的是可食部分,即去除皮、子、核、骨头等后的净重。

食物交换份法的4大组8小类分类

组 别	类 别	热量（千卡）	蛋白质（克）	脂肪（克）	糖类（克）	主要营养素
谷薯组	谷薯类	90	2	—	20	糖类、维生素
蔬果组	蔬菜类	90	5	—	17	无机盐、维生素膳食纤维
	水果类	90	1	—	21	
肉蛋组	大豆类	90	9	4	4	蛋白质
	奶类	90	5	5	6	
	肉蛋类	90	9	6	—	
油脂组	坚果类	90	4	7	2	脂肪
	油脂类	90	—	10	—	

➤ **各类食物的每单位食物交换代量表**

谷薯类

每份谷薯类食物大约可提供蛋白质2克、糖类20克，热能90千卡。

谷薯类食物交换代量表（单位：克）

食　物	重量	食　物	重量
大米、小米、糯米、薏米	25	绿豆、红豆、干豌豆、芸豆	25
高粱米、玉米渣、玉米面	25	干粉条、通心粉	25
面粉、米粉、混合面	25	油条、油饼、苏打饼干	25
挂面、龙须面、荞麦面	25	烧饼、烙饼、馒头	35
燕麦片、莜麦面、苦荞面	25	咸面包、窝窝头、切面	35
通心粉、干粉条、干莲子	25	生面条、魔芋	35
马铃薯	100	鲜玉米（带棒心）	200

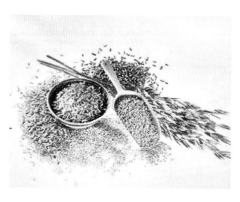 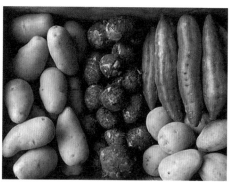

蔬菜

每份蔬菜类大约可提供蛋白质5克、糖类17克，热能90千卡。

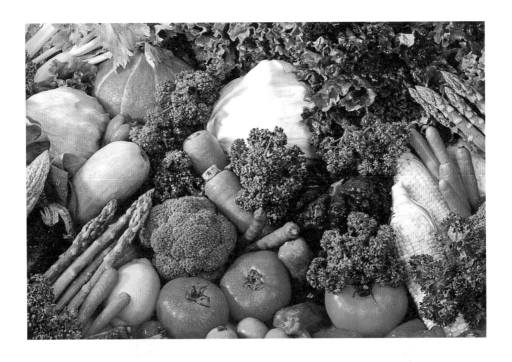

蔬菜类食物交换代量表（单位：克）

食　　物	重量	食　　物	重量
大白菜、圆白菜、菠菜	500	胡萝卜	200
韭菜、茴香、芦蒿	500	倭瓜、南瓜、花菜	350
芹菜、莴苣、油菜	500	扁豆、洋葱、蒜苗、豇豆	250
葫芦、番茄、冬瓜、苦菜	500	白萝卜、青椒、茭白、冬笋	400
黄瓜、茄子、丝瓜	500	山药、荸荠、藕	150
芥蓝、塌棵菜	500	慈菇、鲜百合、芋头	100
苋菜、雪里蕻	500	毛豆、鲜豌豆	70
绿豆芽、鲜蘑菇、西葫芦	500	水发海带	500

水果类

每份水果类大约可提供蛋白质1克、糖类21克,热能90千卡。

水果类食物交换代量表（单位：克）

食　物	重量	食　物	重量
柿、香蕉、鲜荔枝	150	李子、杏	200
梨、桃、苹果（带皮）	200	葡萄（带皮）	200
橘子、橙子、柚子	200	草莓	300
猕猴桃（带皮）	200	西瓜	500

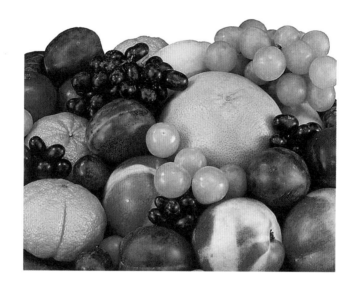

大豆类

每份大豆类大约可提供蛋白质9克、脂肪4克、糖类4克，热能90千卡。

大豆类食物交换代量表（单位：克）

食　物	重量	食　物	重量
腐竹	20	北豆腐	100
大豆、大豆粉	25	南豆腐（嫩豆腐）	150
豆腐丝、豆腐干	50	豆浆（黄豆：水＝1：8）	400

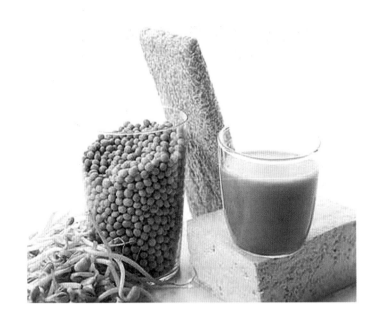

肉蛋类

每份肉蛋类大约可提供蛋白质9克、脂肪6克,热能90千卡。

肉蛋类食物交换代量表(单位:克)

食　物	重量	食　物	重量
熟火腿、香肠	20	鸡蛋(一大个带壳)	60
半肥半瘦猪肉	25	鸭蛋、松花蛋(一大个带壳)	60
熟叉烧肉(无糖)、午餐肉熟酱牛肉、大肠肉	35	鹌鹑蛋(六个带壳)	60
瘦猪、牛、羊肉、带骨排骨	50	鸡蛋清	150
鸭肉、鹅肉	50	带鱼	80
草鱼、鲤鱼、甲鱼、比目鱼	80	大黄鱼、鳝鱼、黑鲢、鲫鱼	80
兔肉	100	虾、青虾、鲜贝	80
熟酱牛肉、熟酱鸭	35	蟹肉、水浸鱿鱼	100
鸡蛋粉	15	水浸海参	350

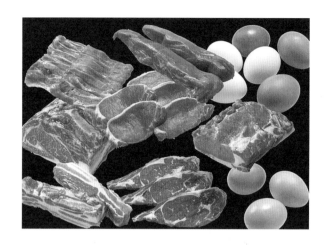

奶制品类

每份奶制品类大约可提供蛋白质5克、脂肪5克、糖类6克,热能90千卡。

奶制品类食物交换代量表（单位：克）

食　物	重量	食　物	重量
奶粉	20	牛奶	160
脱脂奶粉	25	羊奶	160
奶酪	25	无糖酸奶	130

油脂类

每份油脂类大约可提供脂肪10克,热能90千卡。

油脂类食物交换代量表（单位：克）

食　物	重量	食　物	重量
花生油、香油（1汤匙）	10	猪油、牛油、羊油、黄油	10
玉米油、菜籽油（1汤匙）	10	核桃、杏仁、花生米	15
豆油（1汤匙）	10	葵花籽（带壳）	25
红花油（1汤匙）	10	西瓜子（带壳）	40

➤ 不同能量需求饮食的食物交换份

下表列出了部分不同能量需求的各类食物的交换份,需注意的是表中列出饮食不是固定模式,老年人可根据实际需要和饮食习惯进行调整。

不同能量所需的各类食物交换份

能量	交换份（份）	谷薯类		蔬果类		肉蛋类		豆乳类			油脂类	
千卡		重量（克）	份	重量（克）	份	重量（克）	份	北豆腐（克）	牛奶（克）	份	重量（克）	份
1 200	14	150	6	500	1	150	3	200	320	2	20	2
1 400	16	200	8	500	1	150	3	200	320	2	20	2
1 600	18	250	10	500	1	150	3	200	320	2	20	2
1 800	20	300	12	500	1	150	3	200	320	2	20	2
2 000	22	350	14	500	1	150	3	200	320	2	20	2

➤ 使用食品交换份法的注意要点

◇ 每日膳食必须包括谷薯、蔬果、肉蛋、油脂等四大类食品,做到食品多样化,以达到平衡膳食的要求。

◇ 主食可以互换,肉类、蛋、鱼、豆制品可以互换,但蔬菜与水果不能互换,而且吃了坚果类的食物要相应减少油脂的摄入。

◇ 零食及水果都应计算其热量,并包含在每一天的总热量中。

◇ 食物交换份法比较粗略,有些食物的量由于制作工艺和烹饪方法的不同而有所差异,上述表格中所提供的量只是一个平均和相对的数值。

◇ 实际应用中,可将计算法与食物交换份法结合使用,首先用计算法确定食物的需要量，然后用食物交换份法确定食物种类及数量。

 ## 老年人食谱示例

用计算法编制老年人营养食谱，比较精准，但相对烦琐，老年人在家中进行设计食谱时不易操作；食物交换份法虽然较简单，便于操作，但比较粗略。为帮助老年人在家中较合理地设计营养食谱，在此举例介绍计算法与食物交换份法结合使用，编制一日营养食谱的过程，对象为一名年龄60岁、标准体重、从事中等体力活动的健康老年女性。

➤ 用计算法确定食物的需要量

老年人三种功能营养素占总能量比例一般是蛋白质占15％左右，脂肪占20％～25％，糖类占55％～65％，用计算法可计算得到该老年女性功能营养素的每日供给需要量分别是蛋白质75克，脂肪44.4～55.6克，糖类275～325克。

➤ 用食物交换份法确定食物的种类和数量

该老年女性一天的总能量需要查表可知其为2 000千卡，按照每个食物交换份可产生90千卡能量计算，该老年人需要22个交换份，结合计算法算得的三类功能营养素的供给需要量分别是：

◇ 早餐：糖类90克，蛋白质22.5克，脂肪16.7克。

◇ 中餐：糖类120克，蛋白质30克，脂肪22.2克。

◇ 晚餐：糖类90克，蛋白质22.5克，脂肪16.7克。

然后确定食物的种类和数量，其中谷薯类325克，13份；蔬菜类约500克,1份;水果类200克,1份;肉蛋水产类3份;牛奶160毫升,1份;豆腐干20克,0.4份,南豆腐90克,0.6份;油脂类20克,2份。热量分配按照早、中、晚三餐各占30%、40%、30%,该老年女性一日三餐的热量分配如下:

- ❖ 早餐:$22 \times 0.3 = 6.6$(份)
- ❖ 中餐:$22 \times 0.4 = 8.8$(份)
- ❖ 晚餐:$22 \times 0.3 = 6.6$(份)

根据以上份数可以安排三餐的食谱,如:

- ❖ 早餐:牛奶160毫升(1份),鸡蛋1个(1份),馒头140克(4份),凉拌黄瓜100克(0.2份),葡萄80克(0.4份)。

- ❖ 中餐:含大米150克的米饭(6份),清蒸带鱼80克(1份),白菜炖南豆腐(白菜100克,南豆腐90克,共0.8份),油10克(1份)。

- ❖ 晚餐:含小米25克的小米粥(1份),窝窝头70克(2份),炒青菜200克(0.4份),青椒豆腐干炒肉片(青椒80克,豆腐干20克,瘦猪肉50克,共1.6份),油10克(1份),苹果120克(0.6份)。

根据食物交换份代量表可知,以上营养食谱含蛋白质73克、脂肪47克、糖类308克,根据三大功能营养素能量供给量和质量的换算关系可计算得,该食谱蛋白质、脂肪、糖类各提供热能为292千卡、423千卡、1 232千卡,总热能为1 947千卡,蛋白质、脂肪、糖类提供的能量各占总能量的15%、22%、63%,该例食谱的蛋白质、脂肪、糖类的摄入比例较合适。

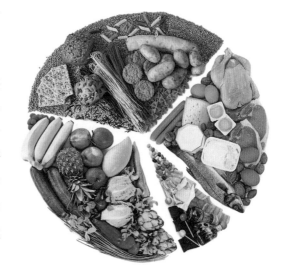

互动学习

1. 判断题

（1）老年人一般蛋白质提供能量应占总能量的30%左右。

（　　）

（2）计算法比较粗略，有些食物的量由于制作工艺和烹饪方法的不同而有所差异。　　　　　　　　　　　　　　　　（　　）

（3）用食物交换份法编制老年人营养食谱，比较精准，但相对烦琐，老年人在家中进行设计食谱时不易操作。　　　　　（　　）

（4）用计算法编制营养食谱时，一日三餐的能量供给量要严格参照膳食营养素参考摄入量（DRI）中能量的推荐摄入量（RNI）进行计算。　　　　　　　　　　　　　　　　　　　　　（　　）

（5）计算三种功能营养素的每日需要量是确定食物品种和数量的重要依据。　　　　　　　　　　　　　　　　　　（　　）

（6）食物交换份法中肉类、蛋、鱼、豆制品可以互换，蔬菜与水果不能互换，吃了坚果类的食物要相应减少油脂的摄入。　　（　　）

2. 单选题

（1）本册介绍的食物交换份法中每份食物的提供的能量是（　　　）。

　　A. 80千卡　　　　　　　　　B. 70千卡

　　C. 100千卡　　　　　　　　D. 90千卡

（2）食物交换份法中食物的重量指的是（　　　）。

　　A. 烹饪完成的食品的重量

　　B. 食品的可食部分的重量

　　C. 市场上未作处理的食品原料的重量

　　D. 以上都不是

（3）食物交换份法目前一般将食品划分为（　　　）。

    A. 6大组8小类　　　　　　　　B. 4大组10小类

    C. 4大组8小类　　　　　　　　D. 2大组8小类

3. 多选题

（1）提供人体能量的三种功能营养素是（　　　）。

    A. 脂肪　　　　　　　　　　　B. 膳食纤维

    C. 糖类　　　　　　　　　　　D. 蛋白质

（2）食物交换份法将食物分为（　　　）。

    A. 谷薯组　　　　　　　　　　B. 豆奶组

    C. 油脂组　　　　　　　　　　D. 蔬果组

（3）老年人营养食谱的编制方法常用的有（　　　）。

    A. 计算法　　　　　　　　　　B. 化学分析法

    C. 食物交换份法　　　　　　　D. 称重记录法

参考答案

1. 判断题：（1）×；（2）×；（3）×；（4）×；（5）√；
（6）√。

2. 单选题：（1）D；（2）B；（3）C。

3. 多选题：（1）ACD；（2）ACD；（3）AC。

第三章 老年人常见营养问题
——营养素缺乏

 简明学习

营养素是指食物中可给人体提供能量、机体构成成分和组织修复，并具有生理调节功能的化学成分。人体所必需的营养素有蛋白质、脂肪、糖类、无机盐、维生素、水等六类。营养素不足将引起营养缺乏病，如老年人常见的骨质疏松症、缺铁性贫血、营养不良、抗氧化物质缺乏等。

骨质疏松症是以骨量减少、骨的微观结构退化为特征，致使骨的脆性增加以及易发生骨折的一种全身性骨骼疾病。导致骨质疏松的原因很多，钙的缺乏是大家公认的因素。老年人在日常生活中要摄取足够的钙，适当补充维生素D或增加日光照射及运动量，养成良好的生活方式，经常适度运动预防骨丢失，以延缓和减轻骨质疏松症的发生与发展。

贫血是一种症状，老年人贫血以缺铁性贫血最为常见。老年人贫血起病缓慢，症状隐匿或不典型，或被其他疾病所掩盖，加之反应性较差或有一定耐受性，常易误诊，甚至长期贫血未能及时纠正。老年人在膳食中要多吃富含铁及维生素的食物，摄入充足的蛋白质；增加食物摄入，调整膳食结构；选用含铁的强化食物。通过这些方式有效防止贫血的发生与发展。

营养不良是由于能量和（或）蛋白质摄入不足，同时也可能伴有其他微量营养素供给不足，导致营养状况不佳。营养状况欠佳的老人在日常饮食中要放宽膳食限制，保证充足的食物摄入，提高膳食质量；适当增加进餐次数；适当使用营养补充剂。

目前城市老年人慢性疾病的患病率不断攀升，体内过多活性氧（包括氧自由基）引起的氧化应激是涉及人类多种疾病发生和发展的一个重要因素。膳食成分中不少物质具有抗氧化的作用。抗氧化营养素如维生素E、维生素C、锰、硒、萜类化合物、酚类化合物，能帮助老年人有效清除体内有害自由基、防治多种慢性疾病。

 骨质疏松症

骨质疏松症是以骨量减少、骨的微观结构退化为特征的，致使骨的脆性增加以及易于发生骨折的一种全身性骨骼疾病。严重者常伴有周身骨头疼痛，甚至体态变形，若稍有不慎即可导致骨折。导致骨质疏松的原因很多，钙的缺乏是大家公认的因素，降钙素以及维生素D的不足也是重要因素之一。骨质疏松症可以是原发性的也可以是继发性的。原发性的骨质疏松症可以分为特发性骨质疏松症（发生于青年期或成年期，原因不明）、绝经后骨质疏松症（又称原发性Ⅰ型骨质疏松症）和老年性骨质疏松症（又称原发性Ⅱ型骨质疏松症）。

➤ 老年骨质疏松症的病因

老年骨质疏松是一种复杂的、由多种因素产生的慢性病变过程。引起老年性骨丢失的因素十分复杂，近年来研究认为与以下因素密切相关。

性激素分泌减少

老年人性激素分泌减少是导致骨质疏松的重要原因之一。随着年龄增长,性激素机能减退,女性45岁、男性50岁以后,其分泌开始减少,激素水平下降。如绝经开始的女性,雌激素水平急剧下降,致使骨吸收增加导致骨量下降。随着年龄的增长,钙调节激素及甲状旁腺素的分泌失调致使骨代谢紊乱,降钙素分泌减少,甲状旁腺素增多,引起骨形成减少,骨吸收增加。

营养素摄入减少

老年人由于牙齿脱落及消化功能降低,胃口差、进食少,致使蛋白质、钙、磷、维生素及微量元素摄入不足和营养不良,特别是维生素D缺乏,导致钙、磷比例失调,使骨的形成减少。

缺乏户外运动

随着年龄的增长,户外运动减少是老年人易患骨质疏松症的重要原因之一。

分子生物学因素

近年来分子生物学研究表明,骨质疏松症与维生素D受体基因变异有密切联系。

> **骨质疏松症的症状体征**

骨质疏松症是一种悄悄发生的疾病,一般无明显症状,平日只有一些疼痛,没有诊断的特异性,因而容易被忽略,常常是在骨折后方才发现。目前诊断骨质疏松症的指标是骨密度检测值。

疼痛

疼痛是老年性骨质疏松症常见的症状,以腰背痛为多见,疼痛沿脊柱向两侧扩散,仰卧或坐位时疼痛减轻,直立时后伸或久立、久坐时疼痛加剧,日间疼痛轻,夜间和清晨醒来时加重,弯腰、肌肉运动、咳嗽、大便用力时加重。一般骨量丢失12%以上时即可出现骨痛。新近胸腰椎压缩性骨折可产生急性疼痛,相应部位的脊柱棘突可有强烈压痛及叩击痛,2~3周后可逐渐减轻,部分患者可呈慢性腰痛。若压迫相应的脊神经可产生四肢放射痛、双下肢感觉运动障碍、肋间神经痛、胸骨后疼痛类似心绞痛,也可出现上腹痛类似急腹症。

身长缩短、驼背

之类现象多在疼痛后出现。脊椎椎体前部几乎为松质骨组成,此部分是身体的支柱,负重量大,尤其是第11、12胸椎和第3腰椎,负荷量更大,容易压缩变形,使脊椎前倾,背曲加剧形成驼背。随着年龄增长,骨质疏松加重,驼背曲度加大,致使膝关节挛拘显著。正常人有24节椎体,每一节椎体高度约2厘米左右,老年人骨质疏松时椎体压缩,每个椎体缩短2毫米左右,身长平均缩短3~6厘米。

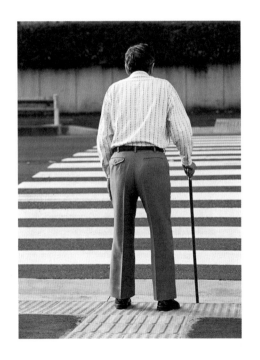

骨折

骨折为老年骨质疏松症常见的、较为严重的并发症,不仅增加患者痛苦、严重限制其活动,甚至缩短寿命。骨质疏松症所致骨折在老年前期以桡骨远端骨折多见,老年期以后以腰椎和股骨上端骨折多见。一般骨量丢失20%以上时即易发生骨折。脊椎压缩性骨折有20%~50%的患者无明显症状。

呼吸功能下降

胸椎、腰椎压缩性骨折、脊椎后弯、胸廓畸形,可使肺活量和最大换气量显著减少,患者往往可出现胸闷、气短、呼吸困难等症状。

➤ 骨质疏松症的防治

衰老是自然界不可抗拒的规律,骨组织也不例外,随着年龄的增长会变得疏松,但只要善于自我保健,就可以延缓骨质疏松的发生或减轻其症状。

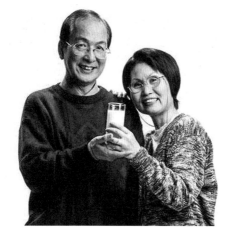

摄取足够的钙

老年人应每天摄入1 000毫克的钙,最理想的钙源是奶及奶制品。此外,排骨、蛋、小鱼、虾皮、豆腐及大豆、芝麻、绿叶蔬菜、海带、紫菜等含钙也很丰富。需要时可补充一定的钙制剂,最好选用生物性钙。

适当补充维生素D或增加日光照射

维生素D可促进钙的吸收,提高血钙、血磷的含量,有助于钙磷在骨骼中沉积。补充维生素D时要注意,不宜过量补充而造成维生素D中毒。

摄入适量的蛋白质

蛋白质是构成骨基质的主要原料,如果长期摄入不足将会加快引起骨质疏松,适量的蛋白质还有助于钙在肠道的吸收,从而延缓骨质疏松症的发生。可选用牛奶、鸡蛋、鱼、鸡、瘦肉、豆类及豆制品等供给蛋白质。

摄入足够的维生素C

维生素C是参与骨组织中的蛋白质、骨胶原氨基多糖等代谢物的重要物质,有利于钙的吸收和在骨骼中的沉积。维生素C缺乏将影响骨代谢导致骨质疏松。因此,老年人要多吃新鲜蔬菜和水果。

注意保持人体弱碱性环境

控制饮食结构,避免酸性物质摄入过量而加剧酸性体质。大多数的蔬菜、水果都属于碱性食物,而大多数的肉类、谷物、糖、酒、鱼虾等类食物都属于酸性食物,健康人每天的酸性食物和碱性食物的摄入比例应遵守1∶4的比例,保持人体弱碱性环境可预防和缓解骨质疏松。

养成良好的生活方式

酒精和烟草中的有害物质及其毒素可导致成骨细胞中毒、破坏,使得骨量降低而诱发骨质疏松。吸烟、酗酒、高盐饮食、喝大量的咖啡、活动过少或过度运动等均是骨质疏松症的危险因素,要尽量避免。

经常适度运动预防骨丢失

适度的运动有益于肌肉和骨骼的健康,能增进肌肉的张力和弹力,增强骨骼的耐受力,增加骨骼的血流量,使骨骼营养良好,推迟骨骼的老化,很大程度上可防止骨质疏松的发生。老年人参加运动要注意运动要适量,太多、太少都不适宜,并且要注意安全。运动的时间应该选择在光线充足的时段,以获取日光照射,增加体内维生素D来源和减少骨质的损失。

积极治疗原发病

注意积极治疗与骨质疏松症有关的疾病,如糖尿病、类风湿性关节炎、脂肪泻、慢性肾炎、甲状腺/甲状旁腺功能亢进、骨转移癌、慢性肝炎、肝硬化等。

补充大豆异黄酮类

中老年女性可适量补充大豆异黄酮类预防绝经期骨质疏松症。选用时应该注意产品说明书中标明的有效成分含量。

使用治疗骨质疏松症的药物

治疗骨质疏松症的药物包括雌激素类、双盐酸盐类、活性维生素D类等,应在医生指导下使用。

➢ **骨质疏松症的自测**

如果具备下列任何一条,表明有患上骨质疏松症的危险,应立即进行骨密度测试进行筛查:

◇ 曾经因为轻微的碰撞或者跌倒就伤到骨骼。
◇ 连续3个月以上服用可的松、泼尼松等激素类药品。
◇ 身高降低了3厘米。
◇ 经常过度饮酒。
◇ 每天吸烟超过20支。
◇ 经常患痢疾腹泻。
◇ 女性在45岁之前就绝经。
◇ 女性曾经有过连续12个月以上没有月经(除了怀孕期间)。
◇ 男性患有勃起功能障碍或缺乏性欲的症状。

 铁缺乏与贫血症

贫血是一种症状,指人体单位容积外周循环血液中血红蛋白或红细胞计数低于正常值的下限,其中以血红蛋白含量低于正常值最为关键。一般认为,成年男性血红蛋白含量低于120克/升、成年女性低于110克/升,即为贫血。临床主要表现为皮肤苍白、头晕眼花、心悸乏力等症状。老年人贫血以缺铁性贫血较为常见,当机体缺乏铁元素时

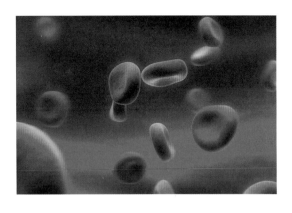

就会直接影响血红蛋白的合成而导致贫血。

➢ 老年缺铁性贫血的病因

铁的摄入不足

随着年龄的增加,老年人饮食量逐渐减少,又由于牙齿松动、脱落、咀嚼困难,进食的固体食物及蔬菜较少,造成铁的摄入不足,从而使体内储铁量下降,导致贫血。

铁的吸收不良

老年人胃黏膜萎缩,胃酸减少,影响铁的吸收。胃大部切除及胃肠吻合的患者因短路手术、慢性腹泻等,使食物在小肠上部滞留时间过短,造成铁吸收减少。

铁的丢失增多

各种疾病引起慢性失血都会增加铁的丢失,如溃疡病引起慢性胃肠道出血、痔疮连续出血、老年妇女绝经期因子宫肌瘤或子宫功能性出血导致的慢性失血、风湿和类风湿疾病引起免疫性红细胞破坏等。

造血功能下降

老年人骨髓内的造血组织逐渐被脂肪和结缔组织代替,造血功能

逐渐衰退。各种疾病也会影响造血功能,如慢性肾病引起促红细胞生成素分泌减少,使红细胞生成不足;各种炎症引起铁代谢紊乱而导致贫血等。

红细胞遭到破坏

老年人各种代谢酶开始减少,如三磷腺苷等,可使红细胞膜发生改变,红细胞寿命缩短。老年人免疫器官及其活性都趋向衰退,易发生自身免疫性溶血性贫血。

➢ **贫血的症状体征**

老年人贫血起病缓慢,症状隐匿或不典型,或被其他疾病所掩盖,加之反应性较差或有一定耐受性,常易被误诊,甚至长期贫血未能及时发现,不但贻误病情、错过治疗时机,还会促进衰老进程,加速器官功能的衰退。老年人贫血除一般贫血症状如气急、苍白、乏力、出冷汗外,常因同时存在其他系统老年病而使下列表现更为突出。

心血管系统

由于血红蛋白携氧能力减弱,血氧含量下降,心脏耐缺氧能力下降,常有心绞痛,心排出量减少,表现为心慌、气短、心跳加快,严重时可导致心律失常、心脏扩大、心力衰竭。周围血管病如间歇性跛行比较显著。

消化系统

贫血时消化功能和消化酶分泌减少,可导致食欲减退、消化不良、便秘或腹泻、舌炎、口炎味觉异常等,严重缺铁性贫血时可出现间歇性吞咽困难。

免疫系统

贫血可使免疫力低下，机体容易发生感染。

神经系统

贫血可使神经系统和肌肉缺氧，容易出现疲倦、头晕、耳鸣、晕厥、平衡失调、感觉异常、视觉紊乱、神情淡漠、记忆力衰退、失眠、抑郁等症状和认知功能受损。

泌尿系统

贫血可致血管收缩和肾脏缺氧，使肾功能受损，出现尿素氮升高，甚至出现蛋白尿，同时也会加重原有的肾脏疾病。

➤ 老年贫血的防治

多吃含铁量丰富的食物

含铁量丰富的食物包括动物肝脏、动物全血、肉类、鱼类、乌贼、海蜇、虾米、蛋黄等动物性食品，以及芝麻、海带、黑木耳、紫菜、香菇、黄豆、黑豆、芹菜、大枣、核桃仁等植物性食品。动物性食品中铁的含量和吸收率较高。烹饪时提倡使用铁锅。

膳食中应包括含维生素丰富的食物

应选择富含维生素的食物，维生素A、维生素E、维生素B_2、维生素B_{12}可促进铁的吸收，而富含维生素C的食物，如新鲜绿叶蔬菜和水果，可促进肠道内铁的吸收，必要时可口服维生素C片剂。

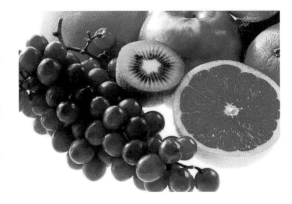

供给充足的蛋白质

蛋白质是合成血红蛋白的原料，在人体衰老的过程中，由于蛋白质合成代谢能力逐渐衰退，血红蛋白合成减少，应注意在膳食中补充蛋白质。可选用动物肝脏、瘦肉类、蛋、奶及豆制品等优质蛋白食物。

增加食物摄入量，调整膳食结构

贫血的老人要增加食物摄入量，保证能量、蛋白质、铁、维生素B_{12}、叶酸的供给，提供造血的必需原料。贫血的老人要适量增加动物性食品的摄入，纠正偏食、素食主义等饮食习惯。吃饭前后不宜饮用浓茶，以减少其中鞣酸等成分对铁的吸收。

选用含铁的强化食物

此类食物包括强化铁的酱油、强化铁的面粉和制品等。食物强化是改善人群铁缺乏和缺铁性贫血经济、有效的方法。

适当使用营养素补充剂

当无法从膳食中获得充足的营养素时，可以选择性地使用营养素补充剂，如铁制剂、B族维生素、维生素C等。但需注意的是，患有肝炎、急慢性肠道炎症、胰腺炎、严重的肝肾功能衰退的患者及嗜酒的老年人不能服用铁补充剂，否则会加重原发病情。

进行适当的体育锻炼

适当的体育锻炼可以增加机体氧耗量，延缓造血机能老化。

积极治疗原发病

患有可导致贫血的慢性疾病的贫血老年人，应到医院进行检查、治疗，消除失血原因。

老年人营养不良

营养不良是指由于能量和(或)蛋白质摄入不足,同时也可能伴有其他微量营养素供给不足而导致的营养状况不佳。老年人营养不良较明显的表现为体重不足。

➤ 老年人营养不良的病因

生理性改变

人到老年,身体组成发生了改变,肌肉和矿物质减少,牙齿脱落,味蕾数量减少,胃肠功能降低,这些生理变化让老年人在食物的摄取、吸收等方面受到影响。

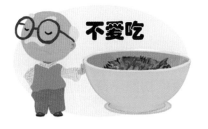

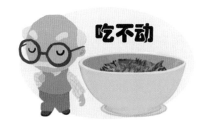

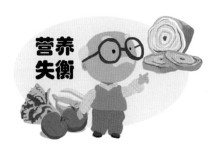

疾病因素

任何急性或慢性疾病均可影响老年人的营养状态，如脑血管疾病、关节炎等，行动不便容易让老年人忽视营养问题。

精神异常

精神异常导致食物摄入不足，如抑郁症、老年性痴呆。

生活环境

环境因素也常导致食物摄入不足，如孤独、贫困。

药物因素

老年人服药期间，尤其是同时服用多种药物时，容易发生药物与药物，或药物与营养素之间的相互影响。

➤ 营养不良对老年人健康的影响

增加疾病的易感性

营养不良导致体重下降，体重下降导致体内代谢改变，蛋白质合成减少，出现负氮平衡、抗体合成减少、免疫功能下降，抵抗力降低，使得急、慢性传染病发病机会增多。

骨折率上升

在一定范围内体重与骨密度呈正比，体重不足者易骨折，且瘦弱者摔倒时缺少脂肪保护，也易骨折。

损伤及外科伤口愈合缓慢

当机体进行大面积伤口愈合时，需要较多的能量和蛋白质，由于老年人饮食中往往不能满足其全部营养需要，故缺乏组织储备的体重不足者愈合过程很慢。

易出现精神神经症状

体重不足者可能会出现冷淡、易激惹、倦怠、精神抑郁、神经质、不安或失眠的趋势。

某些应激状态时的耐受力低下

应激状态如饥饿、手术、环境刺激、受损伤等,体重不足者不能应付应激状态。

对寒冷的抵抗力下降

体重不足者体内脂肪含量低,不能防止身体的过量散热,易出现怕冷症状。

经不起疾病消耗

发烧或患有慢性消耗性疾病时,因缺乏脂肪储存只能消耗组织蛋白以提供能量。

易患贫血

营养不良的老年人较易患贫血,出现贫血的一系列症状。

➤ 老年人营养不良的防治

- ✧ 放宽膳食限制,保证充足的食物摄入,提高膳食质量。增加营养丰富、容易消化吸收的食物,每日热量摄取至少达到2 000千卡,增加蛋白质的摄入量,保证奶类、瘦肉、禽类、水产类和大豆制品的摄入,将体重维持在正常范围。
- ✧ 检查与治疗口腔和牙齿疾病,保证咀嚼食物的基本功能。
- ✧ 适当增加进餐次数。可少量多餐,每天进餐4～5次,既保证需要的能量和营养素,又可以使食物得到充分吸收利用。对于已经出现营养不良的老年人,更应注意逐步增加食物量,

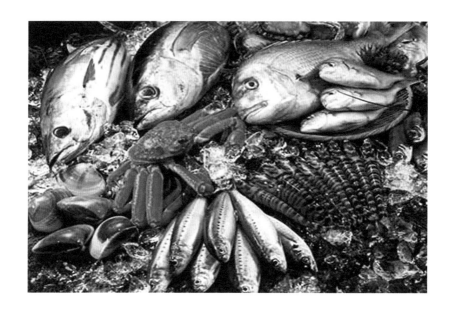

使消化系统有适应的过程。

✧ 精神抑郁的患者应接受精神状态评定，必要时由家人陪同进行药物或心理治疗。

✧ 了解患者的服药情况，包括处方和非处方药物、维生素与无机盐补充剂，尽可能避免多药联合服用。

✧ 部分老年人由于生理功能下降及疾病等原因，不能从膳食中摄取足够的营养素，特别是维生素和无机盐，可适当使用营养素补充剂。

✧ 原发病如支气管炎、肺气肿、肿瘤、心脑血管疾病、胃肠疾病等易导致营养不良，积极治疗原发病是改善营养状况的重要措施。

✧ 定期测量体重，监测营养不良。

 抗氧化物质缺乏

目前城市老年人慢性疾病的患病率不断攀升，慢性非传染性疾病已经成为威胁老年人健康的"第一杀手"。体内过多活性氧（包括氧自由基）引起的氧化应激是涉及人类多种疾病发生和发展的一个重要因素。人的能量来源于平时吃的食物，但在能量产生的过程中产生了许多对人体不利的副产品——自由基，这种自由基性质活泼，可致细胞结构破坏，促使生物衰老，容易引发各种各样的癌、动脉粥样硬化、白内障、心肌缺血再灌注损伤，关节炎与类风湿病等，严重影响人体健康。抗氧化营养素对老年人的健康具有重大意义，而这其中合理营养扮演着举足轻重的角色。

> ### 维生素和微量元素缺乏

膳食成分中不少物质具有抗氧化的作用，维生素类有维生素E、维生素C、类胡萝卜素、叶酸等，微量元素有锌、硒等，植物化学物质有萜类化合物、酚类化合物等。抗氧化营养素能帮助有效清除体内有害自由基、防治多种慢性疾病。

维生素E

维生素E是细胞膜内重要的抗氧化物和膜稳定剂，还能通过直接清除有毒性的自由基保护脑组织不受氧化应激的损伤，能抑制血小板在血管表面凝集，减少血管内皮损伤，有预防心脏疾病，减少动脉粥样硬化的发生的作用。

维生素C

维生素C能抑制亚硝酸胺的合成，具有防癌作用；还有氧化还原作用，可抗衰老；并对老年人有提高免疫功能、降低胆固醇、预防动脉粥样硬化、预防营养性贫血的作用。

类胡萝卜素

类胡萝卜素种类很多，常见的有 β 胡萝卜素、番茄红素、玉米黄质、玉米黄素等，具有清除自由基的功能。这一类抗氧化物群对于视力方面的退化有特别的阻止作用。

叶酸

叶酸能够减少体内的高半胱氨酸，可预防心脏病和老年性痴呆。有报告显示，叶酸还有预防大肠癌的作用。

硒

硒能调节维生素 A、维生素 K、维生素 E、维生素 C 在机体的吸收与消耗，有很强的抗氧化能力。

锌

锌能维持细胞膜稳定，减少毒素吸收和组织损伤。

萜类化合物

萜类化合物就是指存在自然界中、分子式为异戊二烯的单位倍

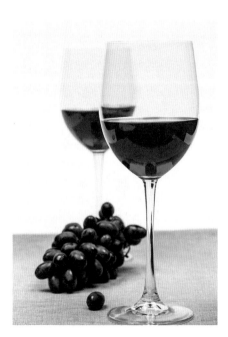

数的烃类及其含氧衍生物，具有强抗氧化活性，能延长癌症潜伏期、降低血胆固醇浓度和低脂密度脂蛋白胆固醇。萜类化合物多存在于中草药、水果、蔬菜和全谷类粮食中，如柑橘、葡萄、黄豆、豌豆、豇豆、芹菜、番茄、茄子、苦瓜、西葫芦、茴香等。

酚类化合物

与人体健康有关的酚类化合物主要有单宁、大豆异黄酮、茶多酚和红葡萄酒中的多酚化合物。大豆异黄酮具有雌激素样作用，

可预防骨质疏松症、降低血胆固醇、降低乳腺癌等癌症的发病风险；茶多酚有降低血胆固醇和血压、抗癌、抗菌、延缓衰老的作用；红葡萄酒中的多酚化合物能清除自由基，有抗氧化作用，还可以抗血栓形成，增强血管壁内皮释放舒血管物质；单宁可被水解成多酚化合物，是强抗氧化剂，有抑制脂质过氧化的作用，豆类、草莓、黑莓、葡萄酒中都含有单宁。

➢ 抗氧化物与疾病

心血管疾病

增加维生素E的摄入量能减少血管内皮损伤、降低心血管疾病的危险性；增加硒的摄入量能降低心血管病的发病率，有效补充维生素C有益于降低心脏病的患病率。

糖尿病

硒能降低血糖，抗动脉粥样硬化；铜能降低血糖、尿糖。

白内障

每天摄入一定量的维生素E和维生素C能使患白内障的概率减少一半。

老年性痴呆

老年性痴呆的患者血液中维生素E以及 β 胡萝卜素的含量是其他未患此病的老年人的一半。

癌症

一些自由基过氧化物是促癌剂量，抗氧化剂可通过阻断自由基链反应而降低氧化性胁迫的危害。

互动学习

1.判断题

（1）增加日光照射及运动量可增加体内维生素D来源和减少骨质的损失。 （　　）

（2）骨质疏松症是一种悄悄发生的疾病，一般无明显症状，平日只有一些疼痛，没有诊断的特异性，容易被忽略。 （　　）

（3）老年人贫血起病急，症状典型，容易诊断。 （　　）

（4）老年人营养不良时应放宽膳食限制，保证充足的食物摄入，提高膳食质量。 （　　）

（5）体内过多活性氧（包括氧自由基）引起的氧化应激是涉及人类多种疾病发生和发展的一个重要因素。 （　　）

（6）茶叶中的单宁可被水解成多酚化合物，是强抗氧化剂，有抑制脂质过氧化的作用。 （　　）

2.单选题

（1）导致骨质疏松的原因很多，（　　）的缺乏是被大家公认的因素。

　　　A.钾　　　　　　B.钙　　　　　　C.铬　　　　　D.铁

（2）（　　）为老年骨疏松症常见的、较为严重的并发症。

　　　A.疼痛　　　　　　　　　　B.身长缩短

　　　C.驼背　　　　　　　　　　D.骨折

（3）老年人营养不良最明显表现为（　　）。

　　　A.抵抗力下降　　　　　　　B.骨折率上升

　　　C.体重不足　　　　　　　　D.易患贫血

（4）老年人贫血以（　　）最为常见。

　　　A.缺铁性贫血　　　　　　　B.地中海贫血

　　　C.巨幼红细胞性贫血　　　　D.溶血性贫血

3. 多选题

（1）老年贫血的防治措施有（　　　　）。

    A. 多吃含铁量丰富的食物

    B. 供给充足的蛋白质

    C. 增加食物摄入,调整膳食结构

    D. 选用含钙的强化食物

（2）膳食成分中的（　　　　）具有抗氧化抗衰老作用。

    A. 维生素E   B. 类胡萝卜素

    C. 硒   D. 萜类化合物

（3）骨质疏松症的防治措施有（　　　　）。

    A. 摄入足够的维生素C

    B. 摄入适量的蛋白质

    C. 摄取足够量的钙

    D. 适当补充维生素D或增加日光照射及运动量

参考答案

1. 判断题:（1）√;（2）√;（3）×;（4）√;（5）√;

        （6）×。

2. 单选题:（1）B;（2）D;（3）C;（4）A。

3. 多选题:（1）ABC;（2）ABCD;（3）ABCD。

第四章 老年人常见营养问题
——营养过剩

 简明学习

营养素是指食物中可给人体提供能量、机体构成成分和组织修复，并具有生理调节功能的化学成分。如果机体摄入能量远超过机体消耗的能量，必定会造成能量的储备，这种能量的储备现象就是营养过剩的表现。营养过剩将带来肥胖、高血脂、高血压、痛风等健康问题。

高血压是常见的心血管疾病，是一种以体循环动脉血压持续性增高为主要表现的慢性疾病，常引起心、脑、肾等重要器官的病变，并出现相应的后果。原发性高血压与膳食因素关系密切。在高血压病患者的膳食调理上应采用低脂肪、低胆固醇、低钠、高维生素、适量蛋白质和能量饮食等措施。

糖尿病是一组由于胰岛素相对或绝对缺乏而引起体内糖类、脂肪、蛋白质等代谢紊乱，以长期高血糖为主要表现的综合征。糖尿病是我国老年人的常见多发病，饮食治疗是糖尿病五项治疗方法中较基本的治疗方法。

肥胖症是能量摄入超过能量消耗而导致体内脂肪积聚过多达到危害程度的一种慢性代谢性疾病。肥胖常伴发高脂血症、动脉粥样硬化及冠心病、糖尿病、胆结石等病症,是威胁老年人健康的多发病、常见病。肥胖症最重要的防治措施是坚持体育锻炼,增加热能消耗;饮食控制,使体重逐渐下降,最终达到标准体重。

高脂血症是指血浆脂质中一种或多种成分含量超过正常上限,是导致心脑血管疾病的元凶。调整饮食和改善生活方式是各种高脂血症治疗的基础。

痛风是一种由于嘌呤生物合成代谢增加、尿酸产生过多或因尿酸排泄不良而致血中尿酸升高、尿酸盐结晶沉积在关节滑膜、滑囊、软骨及其他组织中引起的反复发作性炎性疾病。采用低嘌呤或无嘌呤饮食、摄入足量的水、限制总能量、选择低脂低盐饮食等措施可防止痛风的发生与发展。

膳食因素与高血压

高血压是最常见的心血管疾病,是一种以体循环动脉血压持续性增高为主要表现的慢性疾病,常引起心、脑、肾等重要器官的病变并出现相应的后果,当收缩压 ≥ 140 mmHg 和(或)舒张压 ≥ 90 mmHg

时,可诊断为高血压。高血压有原发性和继发性之分。原发性高血压是以血压升高为特征、原因不明的独立疾病,占高血压病的95%,继发性高血压是继发于肾、内分泌和神经系统疾病的高血压,多为暂时的,在原发疾病治疗好以后,高血压就会慢慢消失。原发性高血压与膳食因素关系密切。

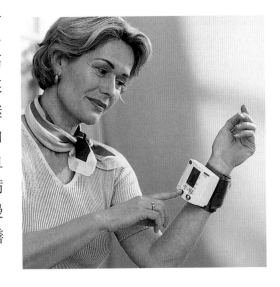

> 高血压的营养膳食因素

钠

不少研究发现，随着膳食盐的增加血压会不断增加。家族性高血压和老年性高血压对盐敏感性较正常人高。过多摄入钠引起血压升高的机制可能是：血液内的钠增多，造成水潴留，血容量加大，心脏负担加重，高流量血液对血管壁的压力加大，易损伤血管内膜；过多钠使血管内皮细胞内水分增加，引起血管壁肿胀，管腔变小，血流阻力加大；过多钠可改变血压昼高夜低的规律，这是老年高血压发生脑卒中的危险因素。

肥胖

成年人体重增加是导致高血压的一个重要危险因素。随着体重的增加，出现高血压的趋势也增加，超重使发生高血压的危险性增加2～6倍。当患高血压者体重下降后，其血压也常随之下降。对患有中度高血压的人来说，降低体重常是降低血压的一种有效的治疗方式。减肥治疗是治疗高血压的最重要的非药物途径。

酒精

过量饮酒与血压升高和较高的高血压流行程度相关联。每日酒精摄入量25克以上的男性和15克以上的女性尤其处于较高的危险之中，而低于上述饮酒量者则不会增加危险性。据推测，酒精在低剂量时是血管扩张剂，而在剂量较高时则为血管收缩剂。

钾

钾通过直接的扩血管作用，以及尿钠排出作用，而降低血压。

钙

钙摄入量低可以增强高盐膳食对血压的作用。补充钙可以通过纠正钙缺乏和与之相关的甲状旁腺功能亢进,从而降低血压。盐敏感的高血压患者对钙降低血压的作用较为明显。

镁

膳食中的镁与血压呈负相关。素食者通常摄入的镁和膳食纤维含量高,其血压比非素食者低。

脂类

膳食中的胆固醇与血压呈显著的正相关;饱和脂肪酸和血压呈正相关,将总脂肪摄入量从占总能量的38%～40%降至20%～25%,或将多不饱和脂肪酸与饱和脂肪酸的比值从0.2增加到1.0,能降低血压;多不饱和脂肪酸有调节血压的作用,如亚油酸和鱼油都能减少血管紧张肽原酶依赖性高血压的发生;单不饱和脂肪酸含量高的膳食可降低血压。

蛋白质

膳食中的蛋白质对血压的影响机制尚不清楚。有人提出特殊氨基酸,如精氨酸、酪氨酸、色氨酸、蛋氨酸和谷氨酸是影响神经介质或影响血压的激素因子。大豆蛋白能降低血压是因大豆富含精氨酸,它是一种潜在的血管抑制剂,也是血管抑制剂NO的前体。

膳食纤维

膳食纤维能减少脂肪吸收,减轻体重,间接辅助降压。可溶性膳食纤维影响胃肠道功能并间接地影响胰岛素代谢,从而降低血压。

> **高血压的症状**

大多数高血压患者早期多无症状,有部分人有下列症状:
◇　头疼:部位多在后脑,并可能伴有恶心、呕吐等症状。

◇ 眩晕：女性患者出现较多，可能会在突然蹲下或起立时有所感觉。

◇ 耳鸣：双耳耳鸣，持续时间较长。

◇ 心悸气短：高血压会导致心肌肥厚、心脏扩大、心肌梗死、心功能不全，这些都会导致心悸气短的症状。

◇ 失眠：多为入睡困难、早醒、睡眠不踏实、易做噩梦、易惊醒，这与大脑皮质功能紊乱及自主神经功能失调有关。

◇ 肢体麻木：常见手指、脚趾麻木或皮肤如蚁行感，手指不灵活。身体其他部位也可能出现麻木，还可能感觉异常，甚至半身不遂。

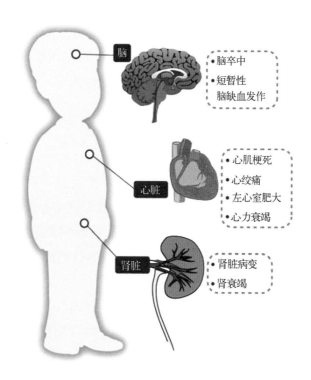

> **防治高血压的膳食措施**

对高血压患者膳食调理，原则是适量控制能量及食盐量，降低脂肪和胆固醇的摄入水平，控制体重，防止或纠正肥胖，利尿排钠，调节血容量,保护心、脑、肾血管系统功能,采用低脂肪、低胆固醇、低钠、高维生素,适量蛋白质和能量饮食。

控制体重

过重者减轻体重和避免肥胖是防治高血压的关键策略。减肥目标是适度的体重减轻,即减轻5％～10％的体重。从控制饮食和体育锻炼两方面着手,尽力使能量摄入与能量消耗维持平衡,以全面健康为前提达到可能的最佳体重。改变长期的不良饮食习惯,多吃水果、蔬菜、粗粮、杂粮等谷类制品以增加糖类的摄入量,要少吃肥肉和荤油、油炸食品、糖果、甜点和含糖饮料以降低脂肪和糖类的摄入量;要改变不良进食行为,如放慢吃饭的速度,不狼吞虎咽等。

低盐饮食

减少烹调用的食盐、酱油、味精等调料,少食咸菜、咸鱼、咸肉、酱菜等各种腌制品,还要特别注意隐藏在加工食品中的食盐,如罐头食品、快餐食品、方便食品和各种熟食品。

富钾饮食

富钾食物不仅直接有益于血压的控制,还能避免某些降压药的造成的副反应。含钾丰富的食物有豆类、冬菇、黑枣、杏仁、核桃、花生、土豆、竹笋、紫菜、苋菜、油菜及大葱等,水果如香蕉、枣、桃、橘子等。

注意补钙

适当的钙能保持血压稳定,其作用机制与钙能抑制甲状旁腺分泌一种致高血压因子有关。富含钙的食品首推奶制品,奶还是低钠食品,对降低血压有好处,发酵的酸奶更有利于钙的吸收,奶制品还能降低血小板凝集和胰岛素抵抗。黄豆、葵花子、核桃、花生、鱼虾、红枣、鲜雪里蕻、蒜苗、海带、紫菜等中也含有较多的钙。

注意补镁

缺镁与高血压有明确的相关性，镁缺乏还会出现在长期应用利尿剂的高血压患者中，重视镁的补充有助血压的控制。大豆、鱼、绿叶蔬菜、坚果、花生酱及酸奶等富含镁元素。

减少膳食脂肪、补充适量优质蛋白

猪肉蛋白质含量较低，脂肪含量较高，鱼类特别是海产鱼所含不饱和脂肪酸有降低血脂和防止血栓的作用，应调整以猪肉为主的饮食结构，提倡多吃鱼、鸡、鸭、牛肉，每周吃2～3次鱼，可改善血管弹性和通透性，增加尿钠排出，从而降低血压。烹调时，建议选用植物油。大豆蛋白对血浆胆固醇水平有显著的降低作用，应多加食用。

戒烟限酒

香烟中的尼古丁会兴奋中枢神经和交感神经，使心率加快，同时也促使肾上腺释放大量儿茶酚胺，使小动脉收缩，导致血压升高，还会刺激血管内的化学感受器，反射性地引起血压升高，长期大量吸烟还会促进大动脉粥样硬化，小动脉内膜逐渐增厚，使整个血管逐渐硬化。高浓度的酒精会导致动脉硬化，加重高血压，而且饮酒可增加服用降压药物的抗性，故高血压患者应限制饮酒。

 膳食因素与糖尿病

糖尿病是一组由于胰岛素相对或绝对缺乏而引起体内糖类、脂肪、蛋白质等代谢紊乱，以长期高血糖为主要表现的综合征，分为原发性和继发性两类，前者占绝大多数，并分为1型和2型。1型糖尿病在儿童中发病较多，2型糖尿病多发于中老年人，占我国糖尿病患者的90％～95％,起病缓慢、隐匿,体态常肥胖,尤以腹型肥胖或超重多见,糖尿病是我国老年人的常见多发病,严重影响到老年人身体健康和生存质量。

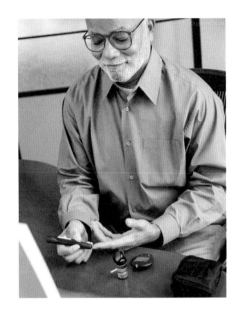

> ➤ **糖尿病的病因**

糖尿病是由遗传因素、免疫功能紊乱、微生物感染及其毒素、自由基毒素、精神因素等各种致病因子作用于机体导致胰岛功能减退、胰岛素抵抗等而造成的,多年来已发现与遗传、多食、肥胖、感染、应激、妊娠、少活动等因素有关,但这又仅仅是一种诱发因素,确切的原因至今尚未研究清楚。

> ➤ **糖尿病的症状**

糖尿病的典型症状为多饮、多尿、多食、体重下降及易疲乏("三多一少"症状),但老年患者常常症状不典型,仅在体检或以并发症为首发表现而被发现。糖尿病的主要症状有以下几点。

代谢紊乱症群
主要表现为"三多一少"症状,严重者可发生酮症酸中毒及昏迷。

慢性病变症群
糖尿病因长期高血糖而导致动脉硬化和微血管病变,进而可致严重的心、脑、肾、眼、神经、皮肤等器官受损,出现相应的症状及体征。

急性并发症群

糖尿病常因机体免疫力和防御机能下降,易合并皮肤黏膜及软组织感染性疾病(疖、痈、蜂窝组织炎、坏疽)、呼吸道感染(肺炎、肺结核)、真菌等感染而出现相应的症状及体征。

老年糖尿病患者特有的并发症

◇ 颅神经麻痹:约1/3的患者可发生眼肌麻痹,但多在6周到3个月自愈。

◇ 恶性外耳道炎:由老年糖尿病患者的外耳道正常寄生菌绿脓杆菌导致的外耳道炎,耳道坏死迅速,可并发乳突炎、颅底骨髓炎、脑膜炎、脓毒败血症等。

◇ 肾乳头坏死:糖尿病是最常见的与肾乳头坏死相关的疾病,本病是一种严重的肾间质疾病,按起病急缓可分为急性、亚急性和慢性,多影响肾功能,最终导致肾衰竭而威胁生命。

◇ 糖尿病性肌萎缩:常见于老年男性患者,特点为非对称性并伴有轻度感觉改变的骨盆和大腿肌肉进行性疼痛无力,多在6～12个月自愈。

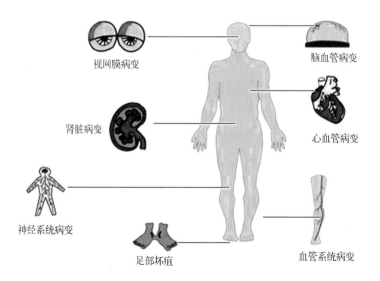

视网膜病变

脑血管病变

肾脏病变

心血管病变

神经系统病变

足部坏疽

血管系统病变

➤ 糖尿病防治的饮食原则

糖尿病是一种终生性疾病,目前尚无根治办法,饮食疗法是五项治疗方法(饮食、运动、药物、自我监测与教育)中基本的治疗方法,其目的是要达到或维持正常体重,纠正已经发生的代谢紊乱。糖尿病防治的饮食原则有:

◇ 避免肥胖,维持理想且合适的体重。要控制每日摄入的总能量,能量计算以维持标准体重为原则。糖尿病患者每日每人摄入的糖类转化的能量应占总能量的55%～65%;蛋白质的需要量为1.0克/千克体重,约占总能量的15%,其中动物性蛋白质应占总蛋白质摄入量的40%～50%。对有特殊需要或消耗者如消耗性疾病患者、消瘦患者,蛋白质的比例可适当增加,脂肪占总能量较适合的比例为20%～25%。

◇ 定时定量,每餐饮食按照计划分量进食,不可任意增减。饮食分配和餐次安排一日至少保证早、中、晚三餐,能量按25%、40%、35%的比例分配。在体力活动量稳定的情况下,饮食要做到定时、定量。注射胰岛素易发生低血糖者,要求在三餐之间加餐,加餐量应从正餐的总量中扣除,做到加餐不加量。不用胰岛素治疗的患者也可酌情采用少食多餐、分散进食的方法,以降低单次餐后血糖。

◇ 少吃煎、炸的食物,少吃油酥、猪皮、鸡皮、鸭皮等含油脂高的食物。少吃动物内脏等胆固醇含量高的食物。

◇ 烹饪多采用清蒸、水煮、凉拌、涮、烧、炖、卤等方式。

◇ 烹饪油宜用植物油,如菜油、豆油、葵花籽油、玉米油、橄榄油、芝麻油、色拉油,忌食动物油、奶油。植物油也应该限量,每日烹饪用油不超过20克。

◇ 饮食不可太咸,食盐摄入量6克以下为宜。

◇ 尽量减少赴宴,必要时,注意选择食物的种类及分量。

❖ 忌辛辣,戒烟限酒、避免接触二手烟。

❖ 保证充足的维生素和无机盐,增加膳食纤维的摄入。糖尿病患者要多进食蔬菜,宜吃五谷粗粮、豆制品等,多摄入抗氧化的营养素,包括维生素C、维生素E、β 胡萝卜素等和锌、铬、硒等微量元素,并注意膳食纤维的摄入,糖尿病患者每日的膳食纤维摄入量以30克左右为宜。

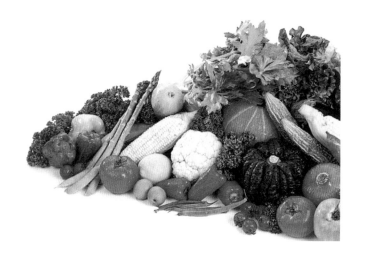

 营养过剩与肥胖症

肥胖症是能量摄入超过能量消耗而导致体内脂肪积聚过多达到危害程度的一种慢性代谢性疾病。肥胖常伴发高脂血症、动脉粥样硬化及冠心病、糖尿病、胆结石等病症,是威胁老年人健康长寿的多发病、常见病。

➢ **肥胖的判断标准**

体重

体重超过标准体重20%以上即认为是肥胖。其中,超过20％～

30%为轻度肥胖,超过30%～50%为中度肥胖,超过50%以上为重度肥胖,超过100%为病态肥胖。

体质指数

体质指数(BMI)超过28为肥胖,计算公式为:

$$体质指数＝体重（千克）/[身高（米）]^2。$$

腰围

世界卫生组织(WHO)对腰围(WC)的建议标准为:男性＞94厘米、女＞80厘米作为肥胖的标准。腰围的测量方法是:双脚分开25～30厘米,取髂前上棘和第12肋下缘连线的中点,水平位绕腹一周,皮尺应紧贴软组织但不压迫,测量值精确到0.1厘米。腰围为腹内脂肪量和总体脂的一个近似指标。

腰臀比

臀部最隆起的部位测得的身体水平周径为臀围,腰围与臀围之比称腰臀比(WHR)。腰臀比超过0.9(男)或0.8(女)可视为中心性肥胖。

脂肪含量

脂肪含量按体内脂肪的百分量计算,男性＞25%、女性＞30%则可诊断为肥胖。

> 肥胖症的膳食原因

肥胖症依原因不同可分为单纯性肥胖和继发性肥胖,单纯性肥胖无明确病因,任何因素只要能够使能量摄入多于能量消耗,都有可能引起单纯性肥胖,这些因素包括年龄、进食过多、体力活动过

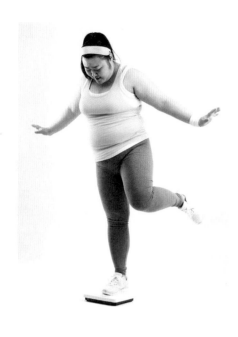

少、社会心理因素、遗传因素及脂肪组织特征等，在所有的肥胖中，99%以上是单纯性肥胖。继发性肥胖是指由于其他疾病所导致的肥胖。这里主要讨论饮食原因造成的肥胖。

摄食过多

摄食过多又称过食。由于摄入的能量过剩，多余的能量以脂肪的形式储存于体内，导致体内脂肪的增加。

不良的进食行为和习惯

不良的进食行为和习惯包括进食时所选择的食物块大、咀嚼少、进食速度较快、进食频率过多、非饥饿状况下看见食物或看见别人进食诱发进食动机、以进食缓解心情压抑或情绪紧张、边看电视边进食、睡前进食等，这些进食行为的异常均可大大加速肥胖的发生、发展。

高脂肪饮食

大量的流行病研究提示，膳食脂肪与肥胖关系密切。无论是发达国家还是发展中国家，随着其国民膳食中脂肪占总能量的产热百分比的增加，其国民的体重和肥胖发生率明显升高。在饥饿时进食高脂肪膳食会导致进食量尤其是脂肪量的增加。高脂肪膳食具有良好的色、香、味以及热能密度高的特点，这些因素往往导致进食过多的高脂肪膳食。

高蔗糖饮食

高蔗糖饮食可引起高胰岛素血症。胰岛素的作用之一是促进脂肪的合成,胰岛素水平升高可导致体内脂肪积累,包括皮下脂肪和腹腔内脂肪。

> ➤ 肥胖症的症状

肥胖症本身的症状多为非特异性,肥胖者的早期表现仅仅是体重增加、外形改变。随着肥胖严重程度的加重,可能渐渐出现各种临床异常的表现。一般而言可以分为四类。

躯体表现

躯体表现主要包括活动不便、气喘吁吁、肌肉疲乏、关节疼痛以及水肿等。

内分泌代谢紊乱

胰岛素抵抗与肥胖者有关,尤其是腹部脂肪量增加明显的患者,表现为高胰岛素血症;体脂过多尤其是腹部肥胖与排卵功能障碍、雄性激素过多有关,中度肥胖与多囊卵巢综合征的发生有关,肥胖者常伴有月经紊乱。

消化系统的表现

消化系统疾病中的反流性食管炎、脂肪肝、胆囊炎、胆结石是肥胖人群中的高发病。

并发症表现

肥胖症不同的并发症有各自相应的临床表现。如合并糖尿病出现血糖升高,会有“三多一少”的症状;合并高血压时则自觉头痛、眩晕、心慌等;有痛风的患者则感到关节,特别是足部关节疼痛等;肥胖症患者合并冠心病可出现心慌、胸闷,情绪激动或劳累时,感到胸前区疼痛,左肩放射性麻木或疼痛;合并睡眠呼吸暂停低通气综合征者可出现睡眠时响亮而不均匀的呼噜声，睡眠过程中出现呼吸暂停、睡眠时窒息感或反复夜间憋醒，导致晨起口干、头痛、头晕、睡觉不解乏、白天嗜睡、夜间睡眠不良、注意力不集中、记忆力减退等症状。

➤ 膳食与肥胖症的治疗

肥胖症最重要的防治措施，一是坚持体育锻炼，增加热能消耗；二是饮食控制，在保证机体蛋白质及各种营养素基本需要的基础上，使热能摄入与消耗之间产生负平衡，使体重逐渐下降，最终达到标准体重。

采用适当的低热能膳食

总热能可根据性别、劳动等情况控制在1 000～2 000千卡（4 200～8 400千焦）。以每周降0.5～1.0千克体重为宜，直至使体重降至正常或接近正常时给予维持热能。对肥胖的老年人不宜用过速的减重膳食，要结合饮食习惯，逐渐下降，以便长期坚持，减重太快可致心悸、头昏、低血压、低血糖、酮症酸中毒，最好分阶段进行。一般应根据肥胖程度来决定热能控制程度，通常超重者可按所需热能的80%～90%供给，中度肥胖（超重30%～40%）可按所需热能的70%供给，重度肥胖（超重50%以上）可按所需热能的50%供给。

适当摄入蛋白质

在控制热能减肥时，每日应至少每千克体重供给1克蛋白质，一般可按每千克体重1.2～1.5克掌握，尤其要供给充分的优质蛋白质，如瘦肉、鱼、虾、脱脂奶、豆制品、禽类等。在减肥膳食中蛋白质热能比应占16%～25%。充足的蛋白质供给，可避免出现虚弱、抵抗力下降及体质下降等问题发生，也可增加饱腹感，有利于坚持减肥膳食。

限制脂肪摄入

在减肥膳食中脂肪的热能比以低于20%为宜,烹调用油以含不饱和脂肪酸较多的植物油为好,应尽量减少含饱和脂肪酸较多的动物性脂肪的摄入,如肥肉、动物油脂等。

合理摄入糖类

糖类消化吸收较快,能刺激胰岛素分泌,促使糖转化为脂肪储存起来,而且耐饥饿性差,易诱发食欲,故应限制糖类摄入,尤其是蔗糖、果糖等在体内转变为脂肪的可能性很大,并能提高血甘油三酯水平,更应严格限制。一般认为减肥时应采用低糖类膳食,每日供给量以100～200克为宜,但不宜少于50克,否则会因体脂过度动员,出现酮症酸中毒。

保证无机盐和维生素的摄入

保证膳食中无机盐和维生素的充分供应,多吃新鲜的蔬菜和水果,要注意含糖量高的水果不宜多食。

高纤维素饮食

高纤维素饮食可通过延缓和减少葡萄糖在肠道的吸收,缓解和减轻胰岛素抵抗,增加胰岛素敏感性,同时降低血脂及减肥,并可产生饱腹感,有利于坚持减肥膳食。

低盐膳食

减肥期间每日食盐摄入量可保持在1～2克,体重降至正常后可给盐每日3～5克,有利于减少水潴留,使体重下降,且对防治肥胖并发症有利。

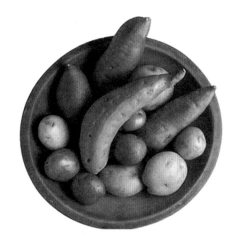

坚持合理的饮食制度

合理的饮食制度如少量多餐,避免晚餐过于丰盛等。

控制饮酒

因为酒精发热量较高,每克酒精可产热7千卡(294千焦)热能,故应限制饮酒。

 脂肪过剩与高脂血症

血脂是指血浆或血清中所含的脂类,包括胆固醇、甘油三酯、磷脂和游离脂肪酸等。胆固醇又分为胆固醇酯和游离胆固醇,两者相加为总胆固醇(TC);甘油三酯大部分是从饮食中获得,少部分是人体自身合成的。血脂与载脂蛋白相结合,形成脂蛋白溶于血浆进行转运与代谢。脂蛋白根据密度不同,可分为乳糜微粒、极低密度脂蛋白、低密度脂蛋白及高密度脂蛋白四种,其中高密度脂蛋白是高脂血症的克星,高密度脂蛋白越高,血脂利用率越高。

高脂血症是指血浆脂质中一种或多种成分含量超过正常值上限。可表现为高胆固醇(TC)血症、高甘油三酯(TG)血症或两者兼有的混合型高脂血症,且高密度脂蛋白胆固醇(HDL-C)过低或低密度脂蛋白胆固醇(LDL-C)过高也是一种血脂代谢紊乱。高脂血症是中老年人常见的疾病之一,是导致心脑血管疾病的元凶,该病对身体的损害是隐匿性、逐渐性、进行性和全身性的,是脑卒中、冠心病、心肌梗死、心脏猝死独立而重要的危险因素。

> **高脂血症的病因**

人体内的脂肪是必需的主要能量来源,但若体内的脂肪过剩,在其他损伤因素的协同作用下,会沉积在动脉血管壁内,产生粥样硬化

斑块,使血管腔逐渐变窄或阻塞,引起所供血的组织器官缺血或梗死。常见病因有:

- ◇ 高胆固醇血症:饮食中饱和脂肪酸摄入过多、肝硬化、未控制好的糖尿病、甲状腺功能减低、肾病、遗传等均可导致高胆固醇血症。
- ◇ 高甘油三酯血症:过量热量摄入、酗酒、未控制好的严重糖尿病、肾病、某些药物(如雌激素等)、遗传均可导致高甘油三酯血症。

高脂血症根据病因分为两大类,即原发性高脂血症和继发性高脂血症。原发性高脂血症指的是原来无任何其他疾病而发生高脂血症,继发性高脂血症就是由于其他疾病引起的高脂血症,这些疾病包括糖尿病、肝病、甲状腺疾病、肾脏疾病、胰腺、肥胖症、糖原累积病、痛风、阿狄森病、柯兴综合征、异常球蛋白血症等。

➤ 高脂血症的症状

高脂血症的发病是一个慢性过程,根据程度不同,其症状也表现不一,主要可分为以下几个方面:

- ◇ 轻度高脂血症通常没有任何不舒服的感觉。
- ◇ 一般程度的高脂血症多表现为头晕、神疲乏力、失眠健忘、肢体麻木、胸闷、心悸等,高脂血症常常伴随着体重超重与肥胖。
- ◇ 高脂血症较重时会出现头晕目眩、头痛、胸闷、气短、心慌、胸痛、乏力、口角歪斜、不能说话、肢体麻木等症状,最终会导致冠心病、脑中风等严重疾病,并出现相应表现。

➤ 高脂血症的危害

高血脂是老年人衰老的病理基础

高血脂造成动脉粥样硬化,这是老年人血管衰老的表现,也是老

动脉粥样硬化的演变及影响

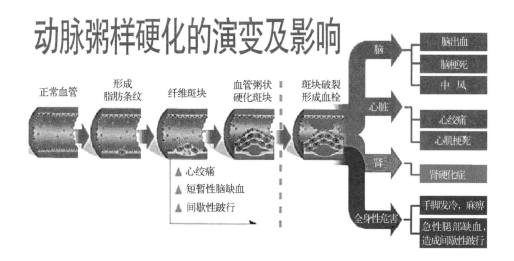

年人病理性衰老的病理基础，高血压、冠心病、脑血管病、糖尿病以及肿瘤等疾病都与高血脂有关。

高脂血症可导致高血压

在人体内形成动脉粥样硬化以后，会致心肌功能紊乱，血管紧张素转换酶会大量激活，促使血管动脉痉挛，诱致肾上腺分泌升压素，导致血压升高。影响血压升高的因素还有血管的外周阻力、动脉壁弹性、血液黏度这三个方面，而这三种因素与高脂血症有直接关系。

高脂血症与高血糖的相互促进

很多糖尿病人都伴有高脂血症，人们通常把糖尿病与高脂血症称为"姐妹病"，并认为高血脂是糖尿病的继发症，而肥胖伴高血脂者，由于胰岛素受体数相对减少，从而产生胰岛素抵抗，易诱发糖尿病。

高脂血症会导致冠心病

高血脂会危害冠状动脉，形成粥样硬化，大量脂类物质蛋白，在血浆中沉积移动，降低血液流速，并通过氧化作用酸败后沉积在动脉血管内皮上，并长期黏附在血管壁上，损害动脉血管内皮，形成血管硬化。当人体由于长期高脂血症形成动脉粥样硬化后,使冠状动脉内血流量变小、血管腔内变窄,心肌注血量减少,造成心肌缺血,导致心绞痛,形成冠心病。

高血脂会导致肝功能损伤

长期高血脂会导致脂肪肝,高血脂增加了肝脏代谢的负担,久而久之影响了肝功能。

➤ 高脂血症的饮食治疗

调整饮食和改善生活方式是各种高脂血症治疗方法的基础,尤其对原发性高脂血症患者,更应首先选择饮食疗法。饮食疗法能使血浆胆固醇降低,提高降脂药物的疗效,还具有改善糖耐量、恢复胰岛功能,减轻体重等多方面作用。

限制总能量的摄入,维持标准体重

食物多样,谷类为主,粗细搭配,粗粮中可适量增加玉米、莜面、燕麦等成分,少食单糖、蔗糖和甜食,含糖类较多的土豆、山药、芋艿、藕、

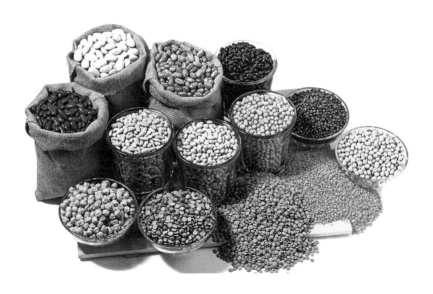

蒜苗、胡萝卜等少用或食用后减少相应的主食量。

限制脂肪和胆固醇的摄入

每天脂肪的摄入量控制在总能量的20%以内，胆固醇的摄入量控制在300～500毫克。制备低脂肪膳食可用蒸、煮、拌等少油的烹调方法；少吃肥肉和荤油，肉汤类应在冷却后除去上面的脂肪层，不吃肥肉、剔除鸡皮；选用低脂或脱脂奶制品；少用动物脂肪，限量食用植物油；限量摄入花生、瓜子、核桃、杏仁、松子等含脂量高的坚果类；多吃水产品尤其是深海鱼，争取每周食用2次或以上，以增加n-3多不饱和脂肪酸EPA、DHA摄入量。n-3多不饱和脂肪酸能明显降低血甘油三酯、降低血浆胆固醇、增加高密度脂蛋白、抗血小板凝集。血浆胆固醇中度和重度升高者禁食肥肉、动物内脏、人造黄油、奶油点心、鱼子、蟹黄等。

适当提高蛋白质的摄入量

蛋白质的摄入量可占总能量的20%左右，建议常吃奶类、豆类或其制品。高血脂患者奶类以低脂或脱脂奶为宜。鱼、禽、蛋、瘦肉也是优质蛋白质的来源，可以经常适量吃一些。

每日补充膳食纤维

多吃新鲜蔬菜、水果和薯类。蔬菜和水果含有丰富的维生素、无机盐、膳食纤维和天然抗氧化物，注意增加红、黄、深绿色的蔬菜和水果，大蒜、洋葱、香菇、木耳有降低血清胆固醇、提高高密度脂蛋白胆固醇的作用，可以适当多吃。

吃清淡少盐的膳食，少喝酒、咖啡，戒烟

饮食应以清淡为宜，少吃咸食，吃盐过多，会使血管硬化和血压升高；长期饮酒可能会使血脂水平升高、动脉硬化；咖啡因会增加体内的胆固醇；烟草中的尼古丁、一氧化碳可引发和加重动脉硬化的发生和发展。

 高尿酸血症与痛风

痛风是一种由于嘌呤生物合成代谢增加、尿酸产生过多或因尿酸排泄不良而致血中尿酸升高、尿酸盐结晶沉积在关节滑膜、滑囊、软骨及其他组织中引起的反复发作性炎性疾病。多见于体形肥胖的中老年男性和绝经期后妇女。在我国,随着经济发展和生活方式改变,饮食结构发生变化,由传统的糖类及较低水平蛋白质食物转变为蛋白质含量较高的食品,痛风的发病率也有较显著的增高。高尿酸血症是痛风最重要的诊断依据。

➤ 痛风的病因

尿酸是嘌呤代谢的终产物,而嘌呤是构成遗传物质的基本单位,几乎存在于所有动植物细胞中,人体的尿酸来自内源性和外源性嘌呤,人体细胞内蛋白质分解代谢产生的核酸和其他嘌呤类化合物,经一些酶的作用而生成内源性尿酸,食物中所含的嘌呤类化合物、核酸及核蛋白成分,经过消化与吸收后,经一些酶的作用生成外源性尿酸。在正常情况下,内源性和外源性尿酸会通过肾脏从尿液中排出,"入"与"出"处于动态平衡中,一旦这种平衡被破坏,如嘌呤核苷酸合成过多、进食富含高嘌呤的食物及(或)尿酸排泄减少,就会导致血中尿酸增高,引起痛风。

痛风分原发性和继发性两大类。原发性痛风与家族遗传有关,是由于嘌呤代谢障碍或某些参与嘌呤代谢酶的缺陷,使尿酸积累,排泄不畅,血尿酸增高引起的痛风。继发性痛风继发于其他疾病,如糖原累积病、慢性肾病、急慢性白血病、溶血性贫血、多发性骨髓瘤、淋巴瘤及其他恶性肿瘤等;恶性肿瘤放化疗期间,大量增殖细胞被破坏,可产生大量尿酸；某些药物因素，如抗结核药、阿司匹林、烟酸、乙醇、左旋多巴胺等，可使肾脏排泄尿酸减少。此外，对有痛风遗传特质的人，进食高嘌呤类食物，也是引发痛风的重要原因之一。

> ➤ 痛风的症状

典型的痛风病程经历四个阶段：无症状性高尿酸血症、急性痛风性关节炎、间歇期、慢性痛风石性痛风。

无症状性高尿酸血症

患者仅有高尿酸血症(女性高于 6 mg/L，男性高于 7 mg/L)而无临床症状，痛风的发作与年龄、高尿酸血症的浓度及持续时间成正比。

急性痛风性关节炎

急性痛风性关节炎是痛风最常见的首发症状，典型症状是骤然起病，通常第一次发作是在夜间，初发时单关节炎症以拇趾及第一跖趾关节多见，在几小时之内，受累关节变得热、暗红、肿胀、刀割或咬噬样疼痛，疼痛高峰可持续24 ～ 48小时，病程持续时间可在数小时或数日不等。未经治疗的症状有自限性，症状消退时，关节部位有脱屑，肤色变暗。

间歇期

在两次发作之间是间歇期，临床无症状，大多数患者第二次发作在6个月至2年之间，少数5～10年才复发，个别患者则无第二次发作。

慢性痛风石性痛风

慢性痛风石性痛风可表现为关节病变、痛风石结节形成、肾脏病变。关节病变由急性期延续而来,呈多关节受累,伴痛风石形成,发作频繁,发作间隙缩短,关节肿痛逐渐加剧,发作过后也不完全缓解,并逐渐出现关节畸形、僵硬、活动受限;外耳郭、跖趾、腕、肘、指间及掌指关节等处可见黄白色赘生物,局部皮肤薄,可溃破挤出牙膏样物质,内含细针性结晶,此即为痛风石结节,痛风石直接侵犯关节和肌腱而使关节运动受限,

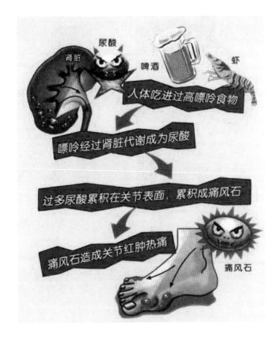

造成肢体畸形和功能障碍。10%～20%原发性痛风患者合并肾结石,约84%属于尿酸结石,可引起梗阻性肾病,表现为间歇性蛋白尿、高血压、尿素氮增高等,晚期可有肾功能不全。

> **防治痛风的膳食措施**

限制总能量,保持适宜体重

有研究观察到痛风患者中52%是肥胖者。高尿酸血症与体重、相对体重、体质指数、腰臀比(WHR)、腰臂比(WTR)等正相关,减肥是减少痛风发作的有效方法。需注意的是减肥切忌减得过快,否则易导致机体产生大量酮体,酮体与尿酸相互竞争排出,使血尿酸水平升高,促使痛风急性发作。

选择低嘌呤食物

痛风患者应坚持低嘌呤饮食,控制高嘌呤食物的摄入。一般饮食分为高嘌呤、中嘌呤和低嘌呤三类,常见的高嘌呤食物有动物内脏、海

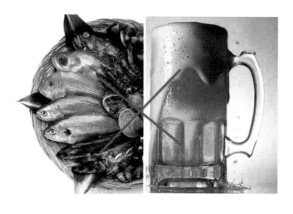

鲜、沙丁鱼、凤尾鱼、带鱼、鸡汤、肉汤、鱼汤、火锅汤等，常见的中嘌呤食物有家禽家畜肉、鳝鱼、白鱼、鲢鱼、鳊鱼、虾、蟹、各种豆类、花生、芝麻、韭菜、花菜、扁豆、紫菜、菌类等，常见的含嘌呤较少的食物有鸡蛋、鸭蛋、牛奶、奶酪、水果、萝卜、胡萝卜、番茄、白菜、土豆等。痛风患者应少吃或不吃含嘌呤高的食物，或采用去嘌呤措施，对含嘌呤高的食品，食用时先加水反复煮炖，弃汤食用。

多吃素食为主的碱性食物

尿液的pH与尿酸盐的溶解度有关。尿液的酸性程度越高，尿酸盐的溶解性越低，不利于尿酸排出。有些食物含有较多的钠、钾、钙、镁等元素，在体内氧化生成碱性离子，故称为碱性食物，属于此类的食物包括各种蔬菜、水果、马铃薯、甘薯、海藻、紫菜、海带等。西瓜与冬瓜不但属碱性食物，且有利尿作用，对痛风治疗有利。多喝含有矿物质的苏打水，以利改善患者体内的酸性环境。

合理的膳食结构

在总能量限制的前提下，蛋白质的供热比以10%～15%为宜，不宜过多，高蛋白饮食可能诱发痛风发作；脂肪的供热比宜低于30%，其中饱和、单不饱和、多不饱和脂肪酸比例约为1：1：1，全日脂肪包括食物及烹调油中的脂肪，脂肪会阻碍肾脏排泄尿酸，因此维持低脂饮食有利于尿酸的排出；碳水化合物所占热能比例以55%～65%为宜，充足的碳水化合物可防止产生酮体。

痛风患者应注意注意补充B族维生素、维生素C，有助于组织中的尿酸盐的溶解。

低盐饮食

痛风患者的食盐量每天应该限制在2～5克以内。

多喝水

多喝水有利于增加尿酸溶解、排出,每日摄取水分应达2 000毫升以上,伴肾结石者最好能达到3 000毫升,为了防止夜尿浓缩,夜间亦应补充水分。饮料以普通开水、淡茶水、矿泉水、鲜果汁、菜汁、豆浆等为宜,不喝浓茶、咖啡类饮料及含高果糖的甜味饮料,茶和咖啡中含有的少量嘌呤及兴奋剂咖啡因、甜味饮料中的大量果糖均可引起血尿酸升高,诱发痛风。

禁酒

酒精能减少尿酸从人体内的排除量,同时又增加人体产生的尿酸的数量,因此会引起尿酸在人体内的累积,尤其是空腹饮酒,常是痛风急性发作的诱因;啤酒本身含大量嘌呤,可使血尿酸浓度增高;饮酒常伴食富含嘌呤的食物,导致嘌呤摄入过多,故痛风患者须禁酒。

建立健康的生活习惯。

合理安排生活,养成有规律而节制的生活习惯,饮食有度,不暴饮暴食,定时定量饮食,也可少食多餐,注意烹调方法,少用刺激调味品。同时要多参加体力活动,加强体育锻炼。

 互动学习

1. 判断题

（1）当收缩压≥130 mmHg和（或）舒张压≥80 mmHg时,可诊断为高血压。　　　　　　　　　　　　　　　　　　　　（　　）

（2）过多钠可改变血压昼高夜低的规律，这是老年高血压发生脑卒中的危险因素。 （　　）

（3）对高血压患者的膳食调理，应采用低脂肪、高胆固醇、低钠、高维生素，适量蛋白质和能量饮食。 （　　）

（4）糖尿病的典型症状为多饮、多尿、多食、体重下降及易疲乏（"三多一少"症状），老年患者症状较典型。 （　　）

（5）糖尿病患者膳食应定时定量，每餐饮食按照计划分量进食，不可任意增减。 （　　）

（6）高脂血症是中老年人常见的疾病之一，是导致心脑血管疾病的元凶。 （　　）

2. 单选题

（1）（　　）是糖尿病五项治疗方法中最基本的治疗方法。

    A. 运动疗法   B. 饮食疗法

    C. 药物疗法   D. 自我监测疗法

（2）（　　）是高脂血症的克星。

    A. 高密度脂蛋白   B. 低密度脂蛋白

    C. 胆固醇   D. 极低密度脂蛋白

（3）单纯性肥胖症最重要的防治措施之一是（　　）。

    A. 补充营养剂   B. 多晒太阳

    C. 饮食控制   D. 积极治疗原发病

（4）对原发性高脂血症患者，应首先选择（　　）。

    A. 饮食治疗   B. 运动治疗

    C. 药物治疗   D. 保健食品治疗

3. 多选题

（1）防治高血压病的膳食措施有（　　）。

    A. 低盐饮食   B. 减少蛋白质摄入

    C. 富钾饮食   D. 注意补镁

（2）与高血压病有关的营养膳食因素有（　　）。

    A. 肥胖   B. 钠   C. 脂类   D. 酒精

（3）造成老年人肥胖症的膳食原因有（　　　）。

  A. 摄食过多　　　　　　 B. 高蛋白饮食

  C. 食物单一　　　　　　 D. 不良的进食行为和习惯

参考答案

1. 判断题：（1）×；（2）√；（3）×；（4）×；（5）√；

   （6）√。

2. 单选题：（1）B；（2）A；（3）C；（4）A。

3. 多选题：（1）ACD；（2）ABCD；（3）AD。

拓展学习

 书目推荐

汪之顼,刘敏,荫士安.2008.老年人膳食指导手册.北京:化学工业出版社.

中国营养学会老年营养分会.2010.中国老年人膳食指南(2012).济南:山东美术出版社.

张建等.2009.老年医学.北京:人民卫生出版社.

 网站推荐

39健康网:http://www.39.net/

人民网中老年保健:http://health.people.com.cn/GB/14741/21490/

健康知识网:http://www.dzms.net/

图书在版编目（CIP）数据

老年人膳食原则和常见营养问题（下）/上海市学习
型社会建设与终身教育促进委员会办公室编.—北京：
科学出版社，2015.7
上海市老年教育普及教材
ISBN 978-7-03-044395-3

Ⅰ.①老… Ⅱ.①上… Ⅲ.①老年人—饮食营养学
Ⅳ.①R153.3

中国版本图书馆CIP数据核字（2015）第110890号

老年人膳食原则和常见营养问题（下）
上海市学习型社会建设与终身教育促进委员会办公室
责任编辑/潘志坚　朱　灵

科学出版社 出版
北京东黄城根北街16号　邮编：100717
www.sciencep.com
上海锦佳印刷有限公司

开本 787×1092　1/16　印张 5 1/2　字数 68 000
2015年7月第一版第一次印刷

ISBN 978-7-03-044395-3
定价：26.00元